Der Venenratgeber

Optimal vorbeugen – ganzheitlich behandeln
Aktuelle Medizin und bewährte Naturheilkunde

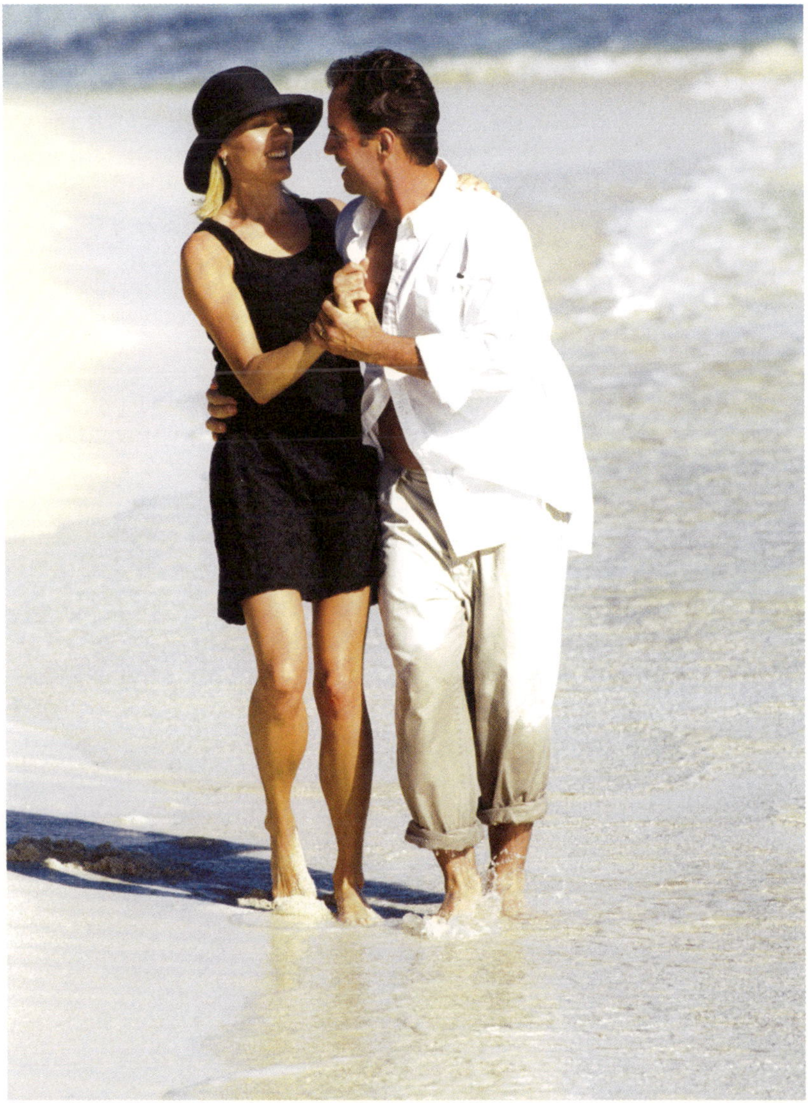

Über dieses Buch

…wenn zwei miteinander ein Buch schreiben, ist das Ergebnis sicherlich keine einseitige Darstellung eines Themas. Wir glauben, das Ergebnis ist gelungen und wünschen uns, dass dieser Venenratgeber auch für Sie eine Bereicherung darstellt.

Dieses Buch möchte außerdem Mut machen, dass Ihr eigenes Tun eine ganz wichtige Rolle einnimmt bei der Begleitung eines Venenleiden. Lassen Sie sich begeistern von den wohltuenden Heilmitteln der Naturheilkunde und erfahren Sie alles über die neuesten Behandlungsmöglichkeiten der Schulmedizin einschließlich der aktuellsten Venenchirurgie.

Wichtige Hinweise

Die im Buch veröffentlichten Ratschläge und Empfehlungen wurden mit größter Sorgfalt von Verfassern und Verlag erarbeitet und geprüft. Eine Garantie kann jedoch nicht übernommen werden. Ebenso ist eine Haftung der Verfasser bzw. des Verlages und seiner Beauftragten für Personen-, Sach- oder Vermögensschäden ausgeschlossen.

Die Empfehlungen von einfachen, natürlichen Heilmaßnahmen wie Wickel, Kneipp-Anwendungen oder sonstigem eignen sich zur Vorbeugung und Selbstbehandlung.

Jede/r Leser/in ist aufgefordert, in eigener Verantwortung zu entscheiden, ob und inwieweit er/sie solche Hausmittel einsetzt. Bitte halten Sie sich an die Anleitungen.

Dieses Buch ersetzt in keiner Weise den Arzt, im Zweifelsfall oder bei bereits bestehenden Erkrankungen muss für eine entsprechende Diagnose und notwendige Behandlung gesorgt werden. Bei unklaren Beschwerden sollten Sie unbedingt kompetenten Rat einholen, ehe Sie sich selbst behandeln.

Wenn im Buch »der Arzt« oder »der Patient« genannt wird, so meinen wir selbstverständlich stets auch »die Ärztin« und »die Patientin«.

Dr. med. Andreas Hildebrandt
Ursula Uhlemayr

Der Venenratgeber

Optimal vorbeugen – ganzheitlich behandeln
Aktuelle Medizin und bewährte Naturheilkunde

Mit Beiträgen von Ingeborg Stadelmann,
Dietmar Wolz, Frank Müller, Thomas Feichtinger und Traude Regel

Ein Wort zuvor

Krampfadern gehören zu den häufigsten Erkrankungen

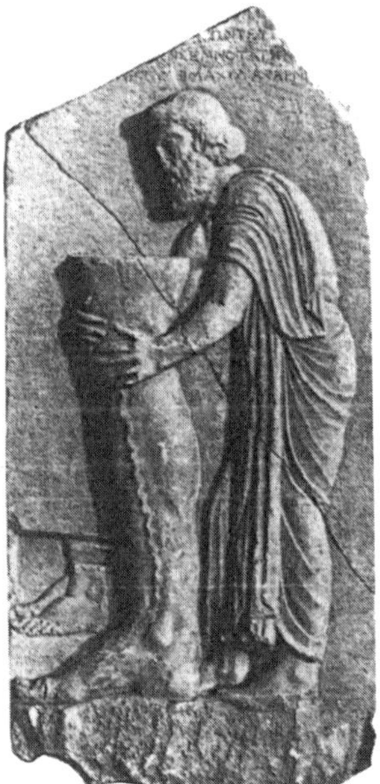

Schon vor 5000 Jahren beschrieben die Ägypter auf Papyrusrollen das Venenleiden. Alte Felszeichnungen in der Sahara zeigen Tänzer mit geschwollenen Beinen und auf einer griechischen Plastik aus dem 4. Jahrhundert vor Christus werden Beine mit geschlängelten, »krummen« Adern dargestellt.

Heute gehören Venenerkrankungen zu den häufigsten Zivilisationserkrankungen in Mitteleuropa. In den Industrienationen weisen nach Schätzungen die Hälfte aller Erwachsenen krankhafte Veränderungen der Venen auf, davon haben etwa 20 % einen medizinisch bedeutsamen Befund. Frauen sind doppelt so häufig betroffen wie Männer. Jeder achte Erwachsene hat therapiebedürftige Krampfadern. 12 Millionen Bundesbürger leiden unter Krampfadern (Tübinger Studie).

Wir möchten Ihnen gerne einen Venenratgeber anbieten, der Ihre eigene Kompetenz verbessert, Sie umfangreich informiert und eine harmonische Verbindung zwischen dem Ansatz der Schulmedizin und den klassischen Naturheilverfahren herstellt. Erfahren Sie ausführlich »Neues und Bewährtes«, alles über die Untersuchungsmethoden, die modernsten Operationsverfahren und bewährte Naturheilverfahren. Und das Buch verrät Ihnen ganzheitliche praktische Tipps, die daheim leicht durchführbar sind, um einem Venenleiden vorzubeugen oder eine bereits bestehende Erkrankung optimal zu begleiten.

Unser Wunsch ist es, Ihnen einen Venenratgeber an die Hand zu geben, in dem Sie moderne Phlebologie einschließlich aktuellster Venenchirurgie und bewährter Naturheilkunde finden. *Viel Freude beim Lesen!*

Dr. med. Andreas Hildebrandt *Ursula Uhlemayr*

Inhaltsverzeichnis

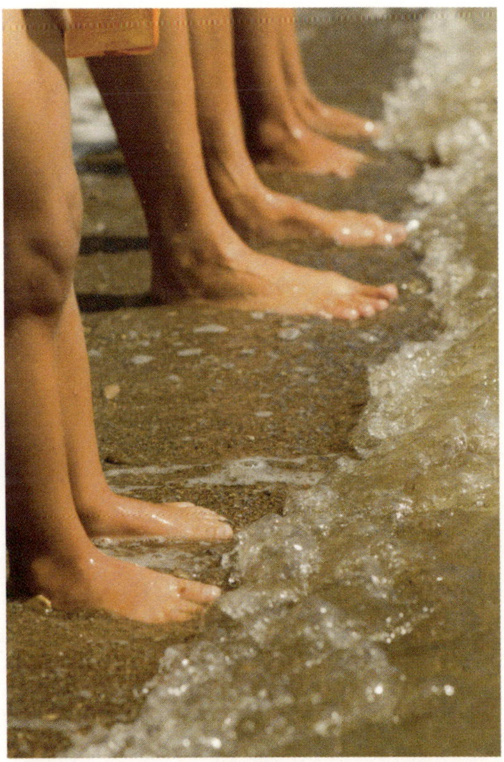

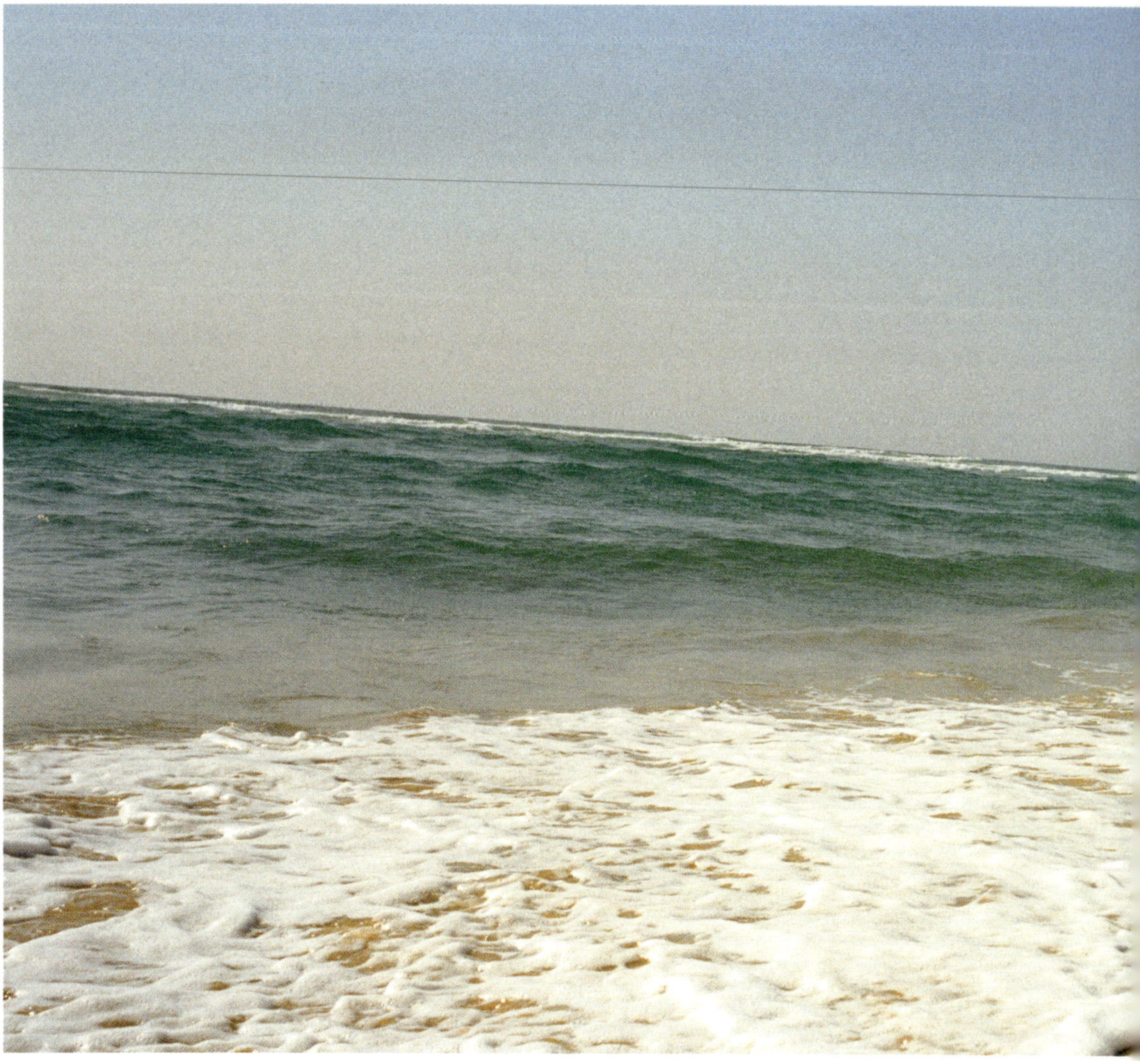

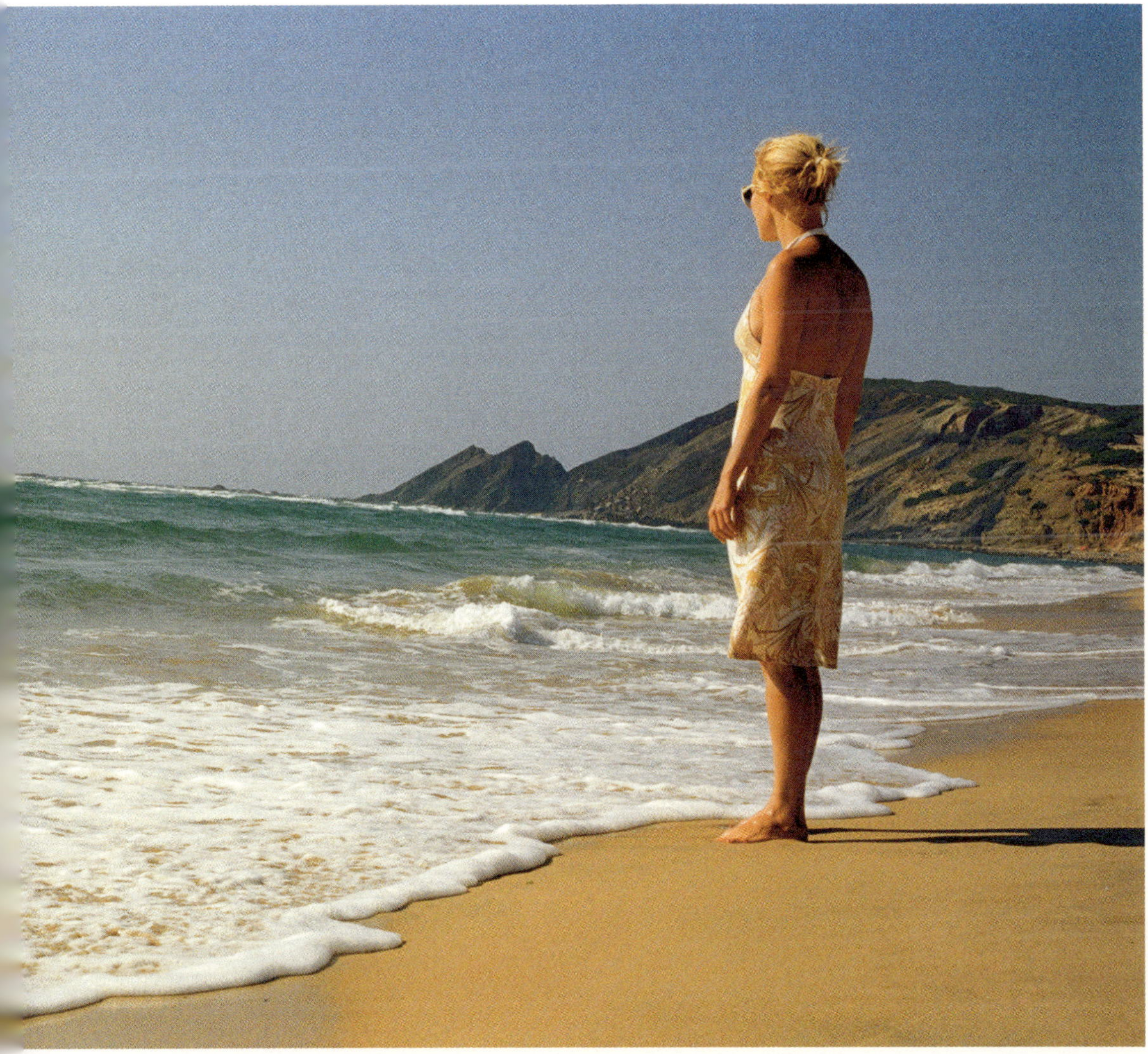

Was jeder Venenpatient wissen sollte

Der Blutkreislauf

Der Druck, mit dem das Herz unser Blut durch die Arterien presst, kann als Blutdruck gemessen werden.

Tag für Tag pumpt unser Herz etwa 7000 Liter Blut durch unseren Körper. Das Blut hat die Aufgabe unseren Körper mit lebenswichtigen Nährstoffen und mit Sauerstoff zu versorgen. Wichtigster Antriebsmotor im Blutkreislauf ist das Herz. Das Blut wird über die linke Herzkammer in die Hauptschlagader gepumpt und anschließend in Kopf, Arme, Rumpf und Beine verteilt.

Der Transport des sauerstoffreichen Blutes geschieht somit über die Arterien, die in einem weit verzweigten Netz unseren Körper durchziehen. In den Zielorganen wie Gehirn, Darm, Magen und Muskeln, findet der Stoffwechsel- und Sauerstoffaustausch statt. Nach dem Austausch von Sauerstoff in den Netzkapillaren fließt das nun sauerstoffarme und mit Abfallprodukten angereicherte Blut in den Venen zur rechten Herzkammer zurück, von dort aus wird das Blut zur erneuten Sauerstoffaufnahme in die Lunge und dann zur linken Herzkammer weitergeleitet.

Die Venen bilden ein »Niederdrucksystem«, das heißt, sie unterliegen nur zu einem geringen Anteil der Pumpfunktion des Herzens. Das sauerstoffarme Blut in den Beinen muss sogar entgegen der Schwerkraft zum Herz zurücktransportiert werden – deshalb gibt es verschiedene Mechanismen wie die Muskelpumpen, die den venösen Rückfluss unterstützen. Eine Besonderheit in den Venen sind die unzähligen Venenklappen, die das Blut am »Zurückfließen« hindern.

Kleines Basiswissen:

Die Arterien oder auch Schlagadern befördern das sauerstoffreiche Blut in den gesamten Körper. Arterien haben eine kräftige Wand, sind sehr muskulös und bis in die kleinen Arterien (Arteriolen) äußerst elastisch. Aufgrund der Muskelschicht kann sich eine Arterie zusammenziehen und erschlaffen.

Die Venen befördern das sauerstoffarme Blut zum Herzen zurück. Sie haben einen ähnlichen Wandaufbau wie die Arterien, sind jedoch erheblich dünnwandiger, zarter und können sich nicht wie Arterien zusammenziehen. Im venösen System herrscht ein geringerer Druck als im arteriellen System, man nennt dies auch »Niederdrucksystem«. Der Bluttransport in den Venen bedarf daher der Hilfe der Muskulatur.

Das Venensystem verfügt zusätzlich über zahlreiche Venenklappen, die den Rückfluss zum Herzen unterstützen.

Kapillare sind die kleinsten Blutgefäße. Sie verbinden Arterien und Venen miteinander. In ihnen findet der Austausch von Sauerstoff und Nährstoffen statt.

Lymphgefäße unterliegen nicht den Arterien und Venen – sie bilden ein eigenes System. Das Lymphsystem ist für den Stoffaustausch im Gewebe wichtig – es übernimmt eine »Reinigungs- und Entgiftungsfunktion«. Bei einem Defekt im Lymphsystem kommt es zu einem schlechten Abtransport der Gewebeflüssigkeit. Dieser Zustand führt leider zu belastenden Stauungen und Schwellungen (Lymphödem).

Im venösen System herrscht ein geringerer Druck als im arteriellen System, man nennt dies auch »Niederdrucksystem«.

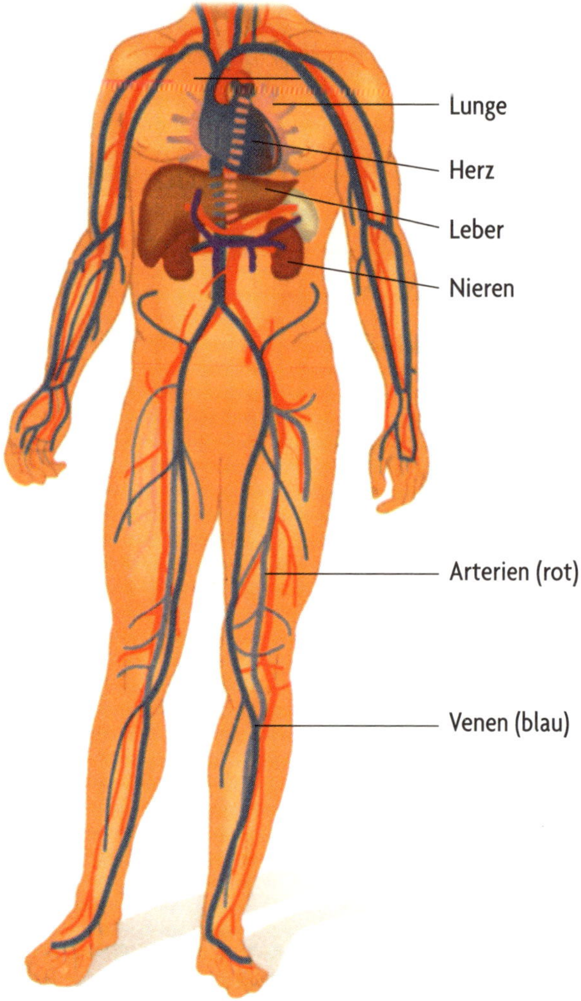
Lunge
Herz
Leber
Nieren
Arterien (rot)
Venen (blau)

Unser Venensystem

Das Venensystem ist das größte Speicherorgan für unser Blut, aufgrund der enormen Dehnbarkeit der Gefäße.

Venen sind Speicherorgan für Blut.

Etwa 80 % der gesamten Blutmenge des menschlichen Körpers befinden sich größtenteils in den Beinvenen.

Venensystem des Beines

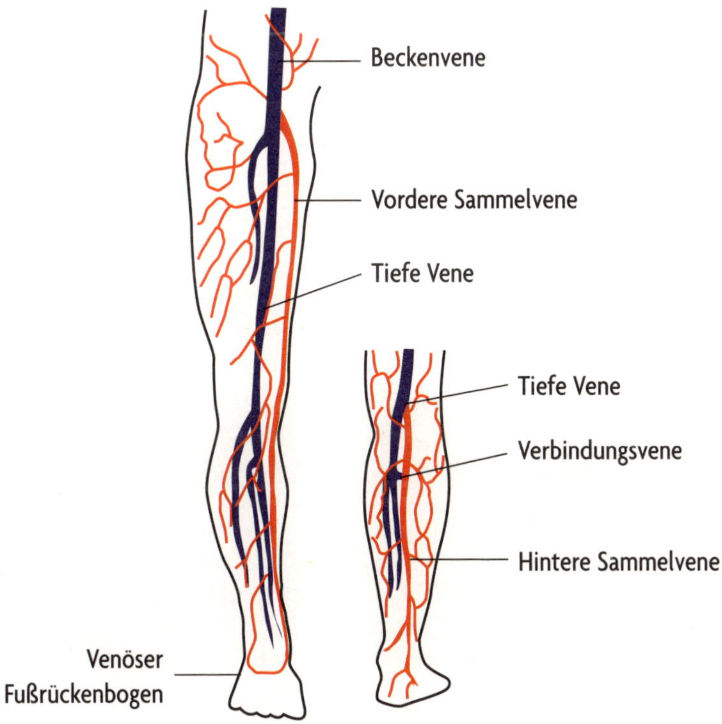

Tiefes (dunkelblau) und oberflächliches (rot) Beinvenensystem

Tiefes und oberflächliches Venensystem

Generell wird bei den Beinvenen zwischen dem tiefen und dem oberflächlichen Venensystem unterschieden:

Über das tiefe Venensystem erfolgt der größte Anteil des Blutabtransportes (95 %), vor allen Dingen aus den Beinmuskeln und den Knochen. Das tiefe Venensystem nimmt beim Rücktransport des Blutes die weitaus wichtigere Rolle ein als das oberflächliche System.

Über das oberflächliche Venensystem erfolgt der Blutabtransport aus der Haut sowie dem Unterhaut- und Fettgewebe.

Querschnitt durch einen Unterschenkel

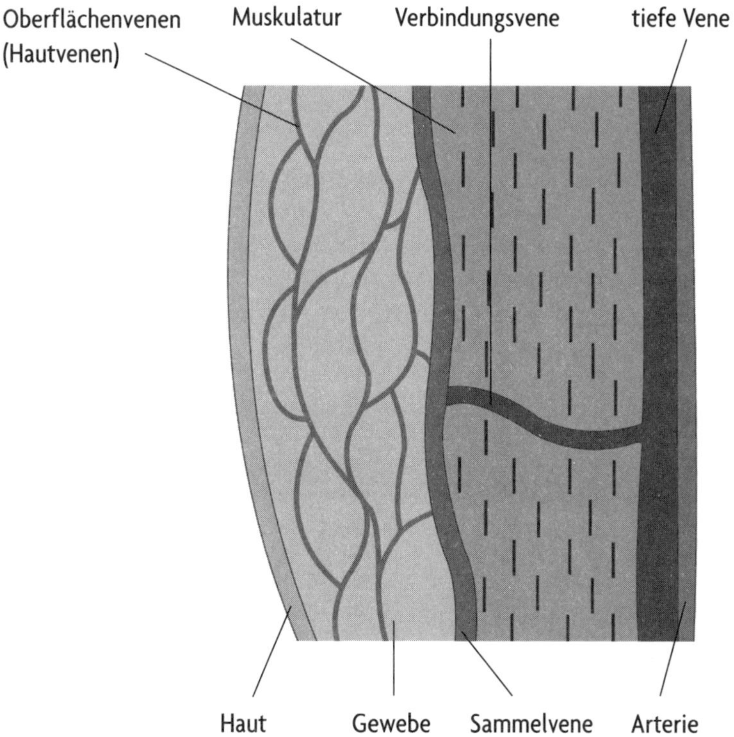

Das oberflächliche Venensystem sammelt das Blut aus der Haut und bildet im Unterhautfettgewebe ein Netz, das den Kälte- und Wärmeaustausch reguliert.

Das oberflächliche Venensystem durchzieht netzartig das gesamte Unterhautgewebe und kann deshalb gut mit einer Straßenkarte verglichen werden mit entsprechenden Autobahnen, Landstraßen, Nutzwegen und Wanderwegen. Vom Innenknöchel bis zur Leiste verläuft die »vordere Sammelvene«, die wir mit einer Autobahn vergleichen, in die viele Landstraßen einmünden. Diese Landstraßen wären vergleichbar mit den Seitenästen des Venensystems. In diese Seitenäste münden wiederum kleinere weit verzweigte »Venenästchen«, sprich Nutzwege oder Fußwege. Gut zu sehen sind diese kleinsten Aufzweigungen in den kosmetisch störenden »Besenreisern«.

Das oberflächliche Venensystem sammelt das Blut aus der Haut.

Der venöse Blutstrom

Vom Außenknöchel bis in die Kniekehle verläuft die hintere Sammelvene und vom Innenknöchel bis in die Leiste die vordere Sammelvene. Das oberflächliche und tiefe Venensystem steht über strickleiterartig angeordnete Verbindungsvenen (Perforansvenen) miteinander in Kontakt. Die zwei Hauptdurchtrittspunkte sind hierbei im Bereich der Leistenbeuge (Einmündungsstelle der vorderen Sammelvene in die tiefe Beinvene) sowie im Bereich der Kniekehle (Einmündungsstelle der hinteren Sammelvene in die tiefe Kniekehlenvene).

Venen, die das oberflächliche Venensystem mit dem tiefen verbinden und dabei die bindegewebige Scheidewand durchbohren, werden Perforans- oder Verbindungsvenen genannt. In jedem Bein sind unzählige solcher Verbindungsvenen bekannt.

Die Verbindungsvenen

Die Venenklappen

Venenklappen verhindern, dass das Blut wieder fußwärts zurückfließt.

Venenklappen unterstützen den Blutstrom entgegen der Schwerkraft.

Die Venenklappen sind kleine, segelartige Ausstülpungen in der Venenwand. Sie kommen besonders zahlreich in den Unterschenkelvenen vor und sorgen dafür, dass das Blut nur nach oben in Richtung Herz und nicht mehr zurückfließen kann. Die Venenklappen öffnen sich in Flussrichtung zum Herzen hin und schließen sich, wenn der Blutstrom entgegen der Flussrichtung zum Herzen gerichtet ist. Auf diese Weise kann das Blut wie in einem »Paternoster-Lift« in Richtung Herz befördert werden.

Das richtige Funktionieren der Venenklappen ist überaus wichtig für die Gesundheit der Beinvenen.

Venenklappen im Fluss und Rückfluss

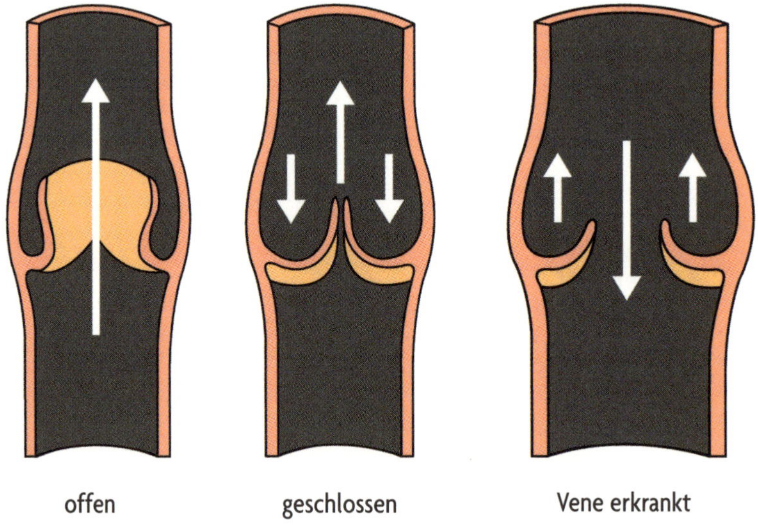

Rückflusshilfen für unser Venensystem – die venösen »Beinpumpen«

Unsere Venen müssen den Rücktransport des Blutes zum Herzen gegen die Schwerkraft leisten. Dabei verfügt das Venensystem über verschiedene Antriebsmechanismen, die den Abstrom des sauerstoffarmen Blutes unterstützen. Dazu zählen unter anderem die Oberschenkel- und Wadenmuskulatur.

Wichtige Antriebsmechanismen sind die Muskelpumpen.

Wer sich reichlich bewegt, unterstützt dadurch gezielt den Blutrückfluss. Bei Anspannung der Muskulatur kommt es zum Zusammendrücken der Venen, so dass das Blut in Richtung Herz gedrückt wird. Mediziner sprechen oft vom »zweiten Herz in der Wade«, d. h., die Muskelpumpen haben im venösen System eine ähnliche Bedeutung wie das Herz für den arteriellen Kreislauf.

Eine wichtige Funktion beim venösen Rückfluss im Bein übernehmen die Wadenmuskelpumpe und die Sprunggelenkpumpe.

Funktion der Muskelpumpen

Eine Bewegung im Sprunggelenk führt einerseits zur Anspannung, andererseits zur Entspannung der Muskulatur. Bei Anspannung kommt es zu einer gerichteten Flussrichtung des Blutes zum Herzen, bei einer Beugung im Sprunggelenk kommt es zu einer Erschlaffung der Wadenmuskulatur und damit zu einer Erschlaffung der Venenanspannung (s. Abb. S. 18). Dies würde zwangsläufig zu einem Rückfluss in den Venen führen, würden die unzähligen Venenklappen dies nicht verhindern.

Die Muskelpumpe

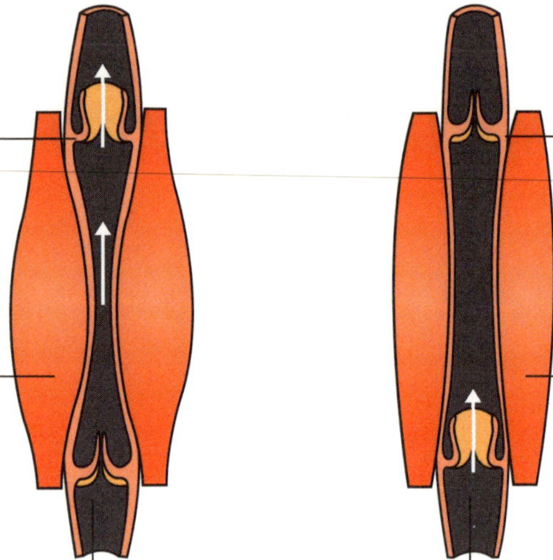

Die Wichtigkeit der Sprunggelenk- und Muskelpumpe wird deutlich insbesondere bei Patienten mit einem eingesteiften Sprunggelenk wie beispielsweise nach einem Knochenbruch. Eine Versteifung des Sprunggelenks kann eine anhaltende und über viele Jahre bestehende Venenstauung (arthrogenes Stauungssyndrom) verursachen. Diese Patienten entwickeln sehr häufig Beingeschwüre (Ulcus cruris). Bei bestehenden Geschwüren und gleichzeitig versteiftem Sprunggelenk ist eine adäquate Therapie oft sehr schwierig, da ein wesentlicher Abstrommechanismus nicht mehr funktioniert.

Die einzelnen Pumpen:

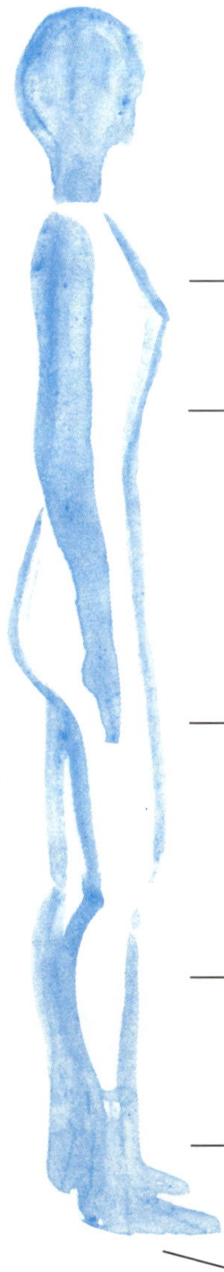

Zehengelenkpumpe

★ Wird aktiv beim Gehen, wenn die Füße über die Zehen abgerollt werden wie beim Barfuß laufen oder bei spezieller Beingymnastik.

Fußsohlenpumpe

★ Wird aktiviert beim Auftreten und Abrollen des Fußes, wodurch die Blutgefäße in der Fußsohle entleert werden.

Sprunggelenkpumpe/ Wadenmuskelpumpe

★ Wirkt durch das Auf- und Abbewegen des Vorderfußes im Sprunggelenk auf die Venengeflechte des Knöchelbereichs entstauend.

Durch die Bewegung des Sprunggelenks wird gleichzeitig die Wadenmuskulatur an- und entspannt.

Der Wadenmuskel ist der wichtigste Baustein im venösen »Pumpsystem« – ihm wird die bedeutendste Transportkraft zugeordnet.

Oberschenkelmuskelpumpe

★ Durch die Anspannung des Oberschenkelmuskels wird das venöse Blut ins Becken weitertransportiert.

Zwerchfellpumpe

★ Das Einatmen bewirkt durch die Anspannung der Zwerchfellmuskulatur einen Unterdruck und damit einen Sog, der das Blut vor allem in den großen Bauch- und Brusthohlvenen zum Herz befördert. Der Atmung wird eine wichtige Aufgabe beim Abstrom des venösen Blutes zugeschrieben.

Herzpumpe

★ Nach der Entleerung der rechten Herzkammern wird das Blut aus den zugeordneten Hohlvenen angesaugt.

Das Venensystem erkrankt

Ursache und Entstehung von Krampfadern

Die Ursache für die Entstehung von Krampfadern ist selbst heute im 21. Jahrhundert noch weitgehend ungeklärt. Diskutiert werden vor allen Dingen Risikofaktoren, die ein Krampfaderleiden begünstigen. Eine wesentliche Rolle spielen hier die weiblichen Geschlechtshormone, Schwangerschaften, eine erbliche Belastung oder eine ballaststoffarme Ernährung, die zu Darmträgheit führt.

Heute werden drei verschiedene Gruppen an »Risikofaktoren« für ein Venenleiden diskutiert.

Heute werden drei verschiedene Gruppen an »Risikofaktoren« diskutiert, die die Entstehung eines Venenleidens begünstigen:

Rückflussbehinderung

Wird der Abfluss aus dem tiefen Beinvenensystem Richtung Herz behindert so kommt es zu einer »Überflutung« des oberflächlichen Venensystems.

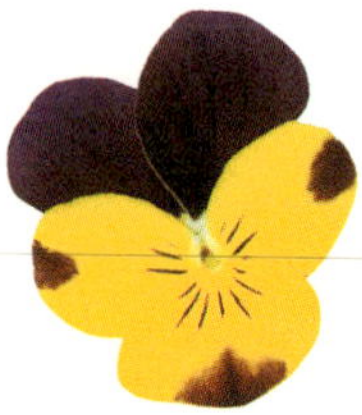

Faktoren, die eine Krampfaderbildung auslösen können, sind:

★ Übergewicht mit Verstopfung (Darm drückt auf die Hohlvene und die Abflussvenen aus dem kleinen Becken)
★ Schwangerschaft
★ Lebererkrankungen
★ Herzschwäche
★ Schweres Heben
★ Chronischer Husten
★ Langes Sitzen oder Stehen
★ Einengende Kleidung (Mieder, enge Hosen, Socken)

Als folgenschweres Beispiel für eine massive Rückflussbehinderung ist die tiefe Beinvenenthrombose zu nennen, bei der es zu einer »Verstopfung« des tiefen Venensystems und folglich zu einer Überlastung des oberflächlichen Venensystems kommt. Die Patienten zeigen häufig im weiteren Verlauf Krampfadern, wobei diesen Krampfadern nach einer tiefen Beinvenenthrombose im Unterschied zu den anderen Ursachen, eine besondere Bedeutung zukommt (s. S. 32).

Krankhafte Veränderung der Venenspannung bzw. Elastizität

Die Ursache einer krankhaften Weitstellung der Venen ist bis heute noch nicht bekannt. In mikroskopischen Aufnahmen zeigt sich ein deutlicher Verlust an elastischen Fasern, so dass die Venenwände an Eigenspannung verlieren und folglich zu einer Erweiterung des Venendurchmessers führen. Dadurch kommt es in den erkrankten Venen zu einer Undichtigkeit aufgrund eines mangelhaften »Venenklappenschlusses« und gleichzeitig zu einer Verlangsamung des Blutstromes. In Folge wird die Gerinnbarkeit des Blutes begünstigt und somit die Gefahr einer Thrombose vergrößert.

Die Spannkraft und Elastizität der Venenwände wird beeinflusst durch:

★ Hormone (Schwangerschaft, Pille, Hormonpräparate, Wechseljahre)
★ Alkohol
★ Wärme (beispielsweise ausgedehntes Sonnenbad, Sauna)
★ Verschiedene Medikamente (z.B. Blutdrucksenker)

Frauen sind häufiger von einem Venenleiden betroffen.

Frauen sind häufiger betroffen als Männer. Sicherlich sind Schwangerschaften, Hormonschwankungen oder die Einnahme von Hormonpräparaten als Risikofaktoren zu nennen. Die Antibabypille in der Kombination von Östrogen und Gestagen bewirkt eine Erweiterung der Venenwände und begünstigt die Entstehung von Venenerkrankungen bis hin zu Thrombosen. Befragen Sie unbedingt Ihren Frauenarzt vor der Einnahme der Antibabypille.

Auch gilt eine Schwangerschaft als ein Lebensabschnitt, in dem sich häufig die ersten Krampfadern zeigen. Aufgrund der Auflockerung des Gewebes und einer Erweiterung der Venenwände entstehen leicht Krampfadern. Lesen Sie mehr zu diesem Thema auf S. 93.

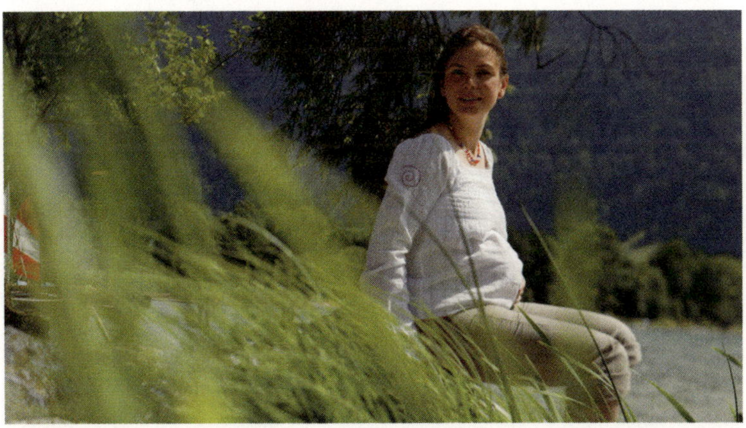

Einschränkung oder Funktionslosigkeit der Muskel- und Gelenkpumpen

Werden die Muskelpumpen nicht aktiviert, z. B. während langem Stehen oder Sitzen kommt es zu einer Stauung im Venensystem, da das Blut, entgegen der Schwerkraft, herzwärts transportiert werden muss. Bitte bedenken Sie auch, dass bei häufigem Tragen von hohen Absätzen oder starren Schuhsohlen die wichtige Sprunggelenk- und Wadenmuskelpumpe nur eingeschränkt arbeitet.

Die Bedeutung der Sprunggelenkpumpe bzw. Wadenmuskelpumpe wird offensichtlich bei Patienten mit komplett versteiftem Sprunggelenk. Diese Patienten leiden in der Regel unter Stauungsbeschwerden oder sogar unter einem offenen Bein. Patienten mit Muskel- oder Lähmungserscheinungen sind ebenfalls vermehrt betroffen.

Wichtigkeit der eigenen Lebensgestaltung erkennen

Die eigene Aktivität ist besonders wirksam zur Vorbeugung und Therapie.

Das Wissen über begünstigende Faktoren ist vor allen Dingen von großer Bedeutung bei der Vorbeugung (Prophylaxe) und Therapie des Venenleidens. Ein »venenfreundliches« Verhalten kann sehr wirksam zur Vorbeugung und Therapie eines Krampfaderleidens eingesetzt werden. Lesen Sie dazu das Kapitel »Selbst aktiv werden« auf S. 102.

Verschiedene Formen des Krampfaderleidens

Krampfaderleiden können sehr unterschiedliche äußere Erscheinungsformen haben.

Das oberflächliche Venensystem der Beine kann – wie einleitend beschrieben – mit einem Straßennetz verglichen werden. Je nachdem, welche Art von »Straße« betroffen ist, unterscheidet die Medizin unterschiedliche Formen eines Krampfaderleidens. Sind beispielsweise »Hauptstraßen« betroffen wie die vordere oder hintere Sammelvene, so hat dieser Befund eine andere Konsequenz für den Betroffenen als eine Erkrankung der »kleinen Landstraßen« oder der »Fußwege«.

Besenreiser

Am häufigsten sind die Besenreiser, die erweiterte, kleinste Gefäße der Haut darstellen. Besenreiser transportieren zwar auch Blut, haben jedoch keine Bedeutung im Sinne von Krankheit, d.h. sie sind lediglich ein kosmetisches Problem.

Unterschieden werden »rote« und »blaue« Besenreiser. In den roten Besenreisern fließt sauerstoffreiches Blut (Arterien), in den blauen Besenreisern fließt sauerstoffarmes Blut (Venen). Die Unterscheidung ist vor allen Dingen bei der Beseitigung der Besenreiser mit Hilfe der Verödung, Laser- oder Elektrotherapie wichtig.

Netzkrampfadern und Seitenastkrampfadern

Die nächst größere Einheit von Krampfadern sind die Netzkrampfadern (retikuläre Varizen) und die Seitenastkrampfadern. Diese Formen des Krampfaderleidens stellen meist lediglich ein kosmetisches Problem dar und beeinträchtigen den venösen Kreislauf des Blutes im Bein nicht.

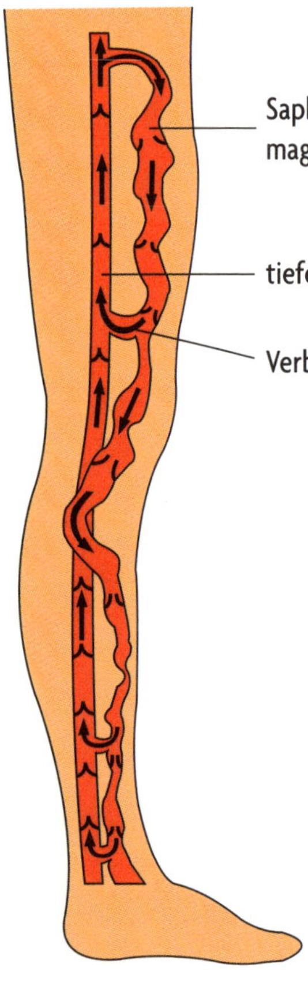

Stammvarikosis

Sind die so genannten Stammvenen oder auch Sammelvenen (vordere und hintere) jedoch betroffen, so spricht man von einer Stammvarikosis (Stammkrampfader), die einer entsprechenden Therapie unterzogen werden muss. Bei einer Erkrankung der Stammvenen finden sich in aller Regel die oben aufgeführten Formvarianten von Krampfadern wieder. Sämtliche aufgeführten Krampfaderformen betreffen das oberflächliche Venensystem, auch wenn man gelegentlich verwirrender Weise von »inneren« Krampfadern spricht, wenn eine Krampfader nicht direkt sichtbar ist.

Zusammenfassend:

Krampfaderleiden haben unterschiedliche Erscheinungsformen:

- ★ Besenreiser und Netzkrampfadern
- ★ Seitenast- und Stammkrampfadern

★ Nicht sichtbar sind »innere« Krampfadern. Dies sind immer erkrankte Venen des oberflächlichen Venensystems, nicht des tiefen Venensystems (siehe Abb. »oberflächliches und tiefes Venensystem« S. 13).

Verschiedene Krankheitsstadien

Bei Erkrankungen des oberflächlichen Venensystems, insbesondere der Sammelvenen, kommt es im betroffenen Bein zur Ausbildung eines krankhaft gestauten venösen Kreislaufs zwischen dem tiefen und dem oberflächlichen Venensystem. Eine gewisse Zeit kann unser Körper diesen Zustand ausgleichen. Dauert dieser »Stauungszustand« jedoch längere Zeit an, kommt es zu einer »Dekompensierung«, die über viele Jahre hinweg mehrere Stadien durchlaufen kann.

Anfänglich wird eine Schwellung (Ödem) des Beines bemerkt (Stadium I). Aufgrund der anhaltenden Stauung und Schwellung werden die ersten Hautverfärbungen sichtbar wie braune Flecken (Stadium II).

Sollte keine entsprechende Therapie eingeleitet werden, so kann es zur Ausbildung eines »offenen Beins« kommen (Stadium III).

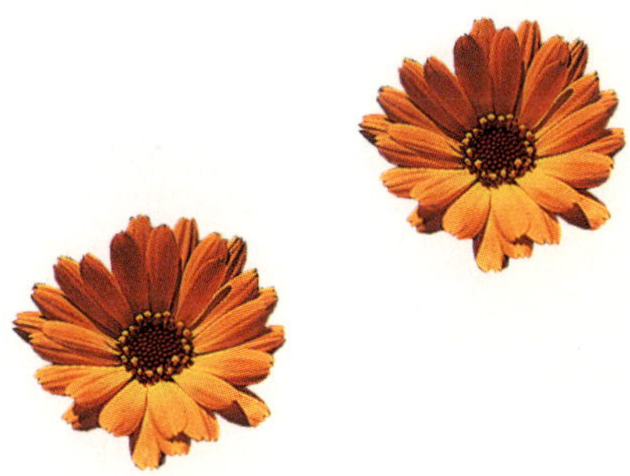

Besuch beim Venenfacharzt

Die Venensprechstunde

Gehen Sie zu einem Spezialisten, der sich schwerpunktmäßig mit der Diagnostik und Therapie von Venenerkrankungen beschäftigt.

Das Auftreten von Krampfadern ist in jedem Fall ein Erkrankungszeichen, weshalb Sie, auch wenn Sie keine Beschwerden haben, einen Arzt aufsuchen sollten. Gehen Sie zu einem Spezialisten, der sich schwerpunktmäßig mit der Diagnostik und Therapie von Venenerkrankungen beschäftigt.

Wenden Sie sich bitte unbedingt an einen Facharzt bei ausgeprägten Krampfadern, bei beginnenden Beschwerden sowie beim ersten Auftreten von Hautveränderungen. Das Vorhandensein von Beschwerden ist aber nicht unbedingt ausschlaggebend für die Notwendigkeit einer Behandlung.

Worunter leidet der Patient?

Sicherlich kommen viele Patienten nicht nur aus kosmetischen Gründen in eine Venenpraxis, sondern weil sie vielfach Beschwerden oder Angst vor einer Verschlechterung der Situation haben.

Leider werden auch heute noch Krampfadern als kosmetisches Problem verharmlost, obwohl die Komplikationen und Spätfolgen ausreichend bekannt sind. Ein unbehandeltes Krampfaderleiden kann ständig fortschreiten und für den Betroffenen lebenslange Folgen haben. Beginnen Sie deshalb rechtzeitig, sorgfältig mit einem beginnenden Venenleiden umzugehen, um Spätfolgen der venösen Stauung zu vermeiden.

Bei folgenden Symptomen (Krankheitsanzeichen) sollten Sie unbedingt Ihren Hausarzt oder Venenfacharzt aufsuchen:

★ Sichtbare Krampfadern
★ Schlecht heilende Wunde am Knöchel
★ Beinschwellung
★ Schwere Beine
★ Bräunliche Verfärbung um den Knöchel
★ Juckreiz
★ Schmerzen in der Wade nach langem Stehen
★ Unruhegefühl
★ Kribbeln in den Beinen

Häufige Beschwerden eines Venenpatienten

Die auffälligsten Symptome über die Patienten mit Krampfadern klagen sind Schweregefühle, Schwellungen und Schmerzen in den Beinen.

Schweregefühle

Schweregefühle sind in der Regel ein erstes spürbares Zeichen für eine Belastung aufgrund der beginnenden venösen Stauung.

Schwellungen

Schwellungen (Ödeme) entstehen durch die beginnende Veränderung (Dekompensierung) des venösen Kreislaufs im Bein. Der Druck im Venensystem bewirkt ein Austreten von Blutflüssigkeit in das Gewebe.

Hautverfärbungen

Hautverfärbungen sind ein Anzeichen für länger bestehende Stauungen und deuten auf eine weitere Dekompensierung des venösen Abtransportes hin. Blaue Verfärbungen weisen auf einen venösen Blutstau hin und braune Verfärbungen deuten auf Blutaustritte aus den kleinsten Gefäßen hin, bei denen der Blutfarbstoff später zu einem braunen Pigment abgebaut wird.

Wadenkrämpfe

Wadenkrämpfe deuten im Zusammenhang mit einer venösen Stauung evtl. auf einen schlechten Abtransport von »Blutschlacken« hin, die zu einer Übersäuerung der Muskulatur führen können.

Juckreiz

Chronische Schwellungen in den Beinen führen zu einer schlechten Versorgung der Haut mit Nährstoffen. Die gereizte Haut neigt zu Infekten, was zu einem Juckreiz führt.

Behandlungsbedürftige Erkrankungen beim Venenleiden

Venenentzündung

Ursachen und Folgen

Unbedingt einen Facharzt aufsuchen.

In den stark erweiterten Krampfadern kommt es zu einer Verlangsamung des Blutflusses und dadurch zu einer höheren Gerinnbarkeit des Blutes. Deshalb können sich in Krampfadern Blutgerinnsel bilden, die in Folge eine Venenentzündung der Venenwand auslösen, und begleitend auf das Unterhautfettgewebe sowie die Haut übergreifen. Die Venenentzündung ruft eine starke Rötung, Schwellung und Schmerzen im betroffenen Areal hervor.

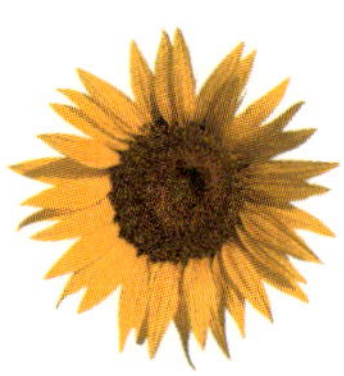

Mögliche Komplikationen

Selten kommt es bei einer Venenentzündung zu einer schweren Infektion mit Fieber und einer Entzündung der Haut (Wundrose, medizinischer Fachausdruck: Erysipel) oder sogar zu einer tieferen Eiterung des Zellgewebes (Phlegmone). Häufiger treten diese Erkrankungen bei lange bestehenden Krampfaderleiden mit bereits vorgeschädigter Haut auf, so dass die Abwehrfunktion der Haut gegenüber Bakterien nicht mehr richtig funktioniert. Diese Situation stellt einen Notfall dar und Sie sollten deshalb sofort Ihren Arzt aufsuchen.

Behandlung

Die Behandlung der Venenentzündung besteht überwiegend aus der Kompressionsbehandlung und entzündungshemmenden, abschwellenden Wickeln. Gelegentlich ist auf die Gabe von Schmerzmitteln oder entzündungshemmenden Medikamenten nicht zu verzichten (s. S. 76). Im Anfangsstadium kann ein Kompressionsverband mit entsprechenden Binden vorteilhaft sein, zumal diese auch leichter mit entzündungshemmenden Verbänden bzw. Wickeln und Auflagen kombiniert werden können. Im späteren Verlauf empfiehlt es sich dann, auf einen gut angepassten Kompressionsstrumpf umzusteigen.

Bitte beachten Sie: Eine Blutverdünnung mit Heparinspritzen ist bei normaler Bewegung des Patienten zur Behandlung einer Venenentzündung nicht angebracht.

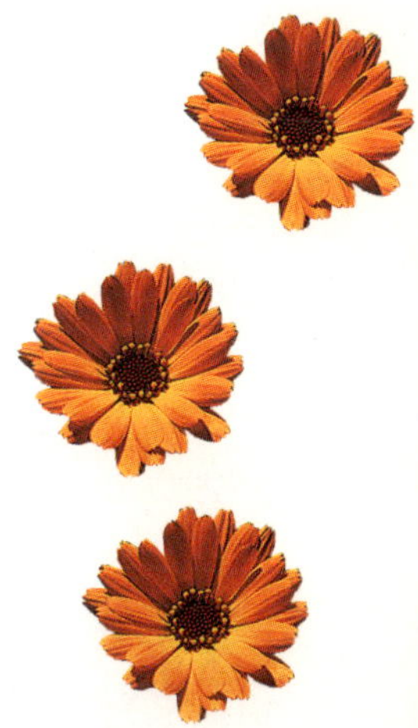

Hilfe und Linderung aus der Natur

Hervorragende Behandlungskonzepte bietet die Naturheilkunde zur Schmerzlinderung und Entzündungshemmung (Lesen Sie Genaueres auf S. 79). Beste Erfahrungen wurden mit Quarkwickeln oder Heilerde gemacht (So wird's gemacht s. S. 160).

Hilfe und Linderung aus der Natur: Gönnen Sie sich einen wohltuenden Wickel.

Vorsicht bei einer örtlichen Behandlung mit Eis, da es hier, bei nicht sachgemäßer Anwendung, zu einer Schädigung der Haut kommen kann.

Tiefe Beinvenenthrombose

Bei einer tiefen Beinvenenthrombose handelt es sich um ein Blutgerinnsel in den tiefen Venen des Beines. Über das tiefe Beinvenensystem werden ca. 95 % des Blutes aus dem Bein zum Herzen zurücktransportiert. Deshalb führt eine Verstopfung (Blutgerinnsel) dieser Hauptvene zu einer schweren Stauung im gesamten Bein. Je weiter »fußwärts« am Bein ein Gerinnsel »sitzt«, umso weniger Schaden richtet dieses an. Die größte Gefahr der Entstehung einer Lungenembolie besteht vorwiegend in der Akutphase, d. h. in der ersten Krankheitswoche, da sich hier das Blutgerinnsel noch leicht von der Venenwand lösen kann. Später verwächst der Thrombus mit der Venenwand, so dass das Risiko der Ablösung des Gerinnsels geringer bewertet wird.

Ursachen und Folgen

Die Ursachen einer Thrombose sind vielfältig, jedoch entstehen sie sehr häufig, wenn die Muskelpumpen der Beine unzureichend arbeiten. Solche Situationen sind häufig, beispielsweise während einer Vollnarkose, einer längeren Ruhigstellung z. B. im Gipsverband oder bei langen Auto- oder Flugreisen. Patienten mit Krampfadern sollten sich deshalb vor geplanten Operationen oder Fernreisen bezüglich des erhöhten Thromboserisikos mit Ihrem Hausarzt in Verbindung setzen, um entsprechende Gegenmaßnahmen hierfür zu ergreifen.

Die tiefe Beinvenenthrombose stellt eine lebensbedrohliche Situation dar. Löst sich ein solcher Thrombus (Blutgerinnsel), so kann es zu einer Einschwemmung des Thrombus über die große Bauchvene und Herz in die Lunge kommen. Dies führt zum so genannten Lungeninfarkt, der Lungenembolie, die je nach Ausmaß zum Tod führen kann.

Mit Sicherheit bleiben auch viele tiefen Beinvenenthrombosen unentdeckt. Dies gilt insbesondere für Thrombosen der Unterschenkelvenenpaare, bei denen der Abfluss von anderen Venen übernommen werden kann. Die klinischen Zeichen sind deshalb nicht offensichtlich. Es besteht lediglich eine leichte Schwellung des Unterschenkels (wenn überhaupt!), evtl. ein Druckschmerz in der Wade oder Schmerzen in der Wadenmuskulatur beim Gehen.

Viele tiefe Beinvenenthrombosen bleiben unentdeckt!

Wie erkennt man die tiefe Beinvenenthrombose?

★ Starke Spannungsschmerzen im Bein.
★ Einseitige auffällige Schwellung von Unterschenkel oder Unterschenkel samt Oberschenkel.
★ Möglicher Druckschmerz in der Wade und Schmerzen in der Wadenmuskulatur beim Gehen.

Behandlung

Die Therapie der tiefen Beinvenenthrombose ist immer Spezialisten (Internist/Venenspezialist) vorbehalten. Nach entsprechender Abklärung, heute vorzugsweise mit der Farbduplex-Doppler-Sonographie, wird je nach Ausprägung des Befundes eine Blutverdünnungstherapie eingeführt (z.B. Heparin, Marcumar s. S. 80). Gleichzeitig wird dem Patienten ein Kompressionsstrumpf angepasst, den der Patient insbesondere bei ausgeprägter Thrombose, lebenslang tragen muss. Leider wird häufig der Kompressionsstrumpf mit Beendigung der Blutverdünnungstherapie abgelegt. In diesen Fällen ist mit einer sehr hohen Wahrscheinlichkeit im weite-

Thrombose der tiefen Beinvene

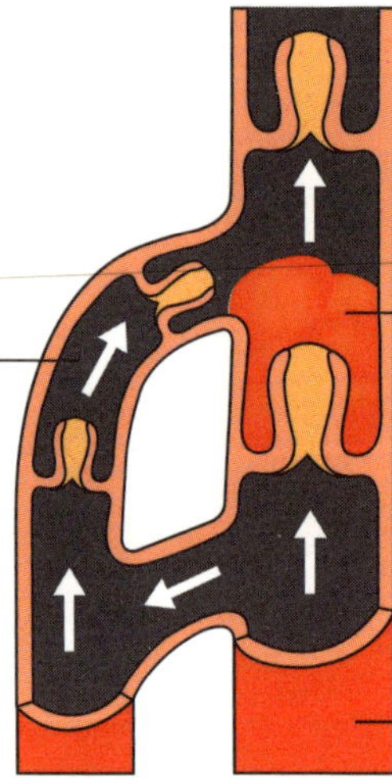

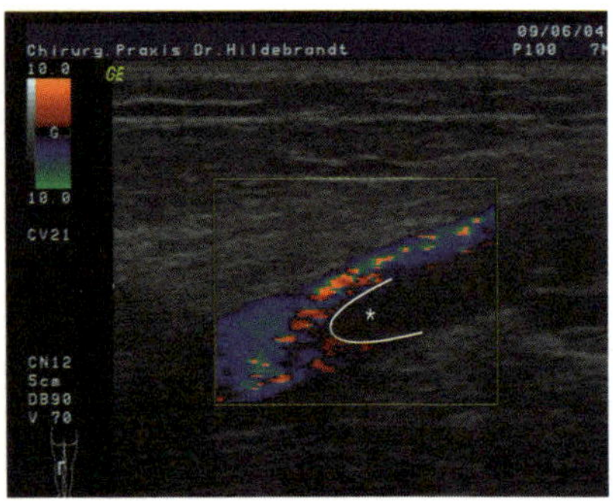

Farbduplex-Sonographie: Beinvenenthrombose der tiefen Kniekehlenvene. Das Blutgerinsel (* Markierung) ist teilweise noch von Blut umflossen.

ren Lebensverlauf mit einem »offenen Bein« zu rechnen. Die Folgeerkrankung der unbehandelten oder auch unzureichend behandelten tiefen Beinvenenthrombose ist das postthrombotische Syndrom.

Durch den dauerhaft mehr oder weniger behinderten Abfluss des Blutes in der tiefen Vene zum Herzen, entsteht ein erhöhter Druck im tiefen Venensystem selbst. Das Blut strömt dann über die so genannten Verbindungsvenen (Perforansvenen) aus der tiefen Vene in das oberflächliche Venensystem. Durch die starke Volumenbelastung erkrankt oft das oberflächliche Stammvenensystem ebenfalls.

Eine operative Entfernung dieser in zweiter Linie entstandenen Krampfadern (sekundäre Varizen) darf nicht erfolgen, da ansonsten der venöse Abfluss im Bein nicht mehr gewährleistet ist.

Das konsequente Tragen von Kompressionsstrümpfen (mindestens Klasse II) ist in der Regel die Therapie der Wahl. In schwerwiegenden Fällen kommen operative Behandlungsmethoden, wie beispielsweise die endoskopische

Durchtrennung der Verbindungsvenen im Unterschenkelbereich zum Einsatz.

Reizstarke Kneipp-Anwendungen dürfen Sie im Anfangsstadium auf keinen Fall durchführen, im späteren Verlauf bitte in Absprache mit Ihrem behandelnden Arzt.

Das »offene Bein«

Das »offene Bein« wird in der Fachsprache der Mediziner »Ulcus cruris« genannt. Hier handelt es sich um eine nicht verheilende Wunde, meist an der Knöchelinnen- oder Knöchelaußenseite. Die umgebende Haut ist verhärtet und oft bräunlich dunkel verfärbt. Die Behandlung des »offenen Beines« ist schwierig und lässt sich durch eine alleinige Wundbehandlung nicht beheben.

Ursachen

Die Ursachen eines »offenen Beines« können vielfältig sein. Häufig ist eine tiefe Beinvenenthrombose oder ein lange bestehendes Krampfaderleiden mit einer chronischen venösen Stauung der Grund. Es muss aber auch an arterielle Durchblutungsstörungen oder an eine Zuckerkrankheit (Diabetes mellitus) gedacht werden.

Behandlung

Um ein »offenes Bein« Erfolg versprechend behandeln zu können, ist zum einen eine exakte Diagnostik erforderlich, zum anderen ein differenziertes und komplexes Therapieschema bestehend aus Chirurgie, moderner Wundbehandlung sowie einer konsequenten Entstauungstherapie (Kompressionsstrumpf, Lymphdrainagen, intermittierende apparative Kompressionstherapie, Kneipp- und Wasseranwendungen, Bewegungstherapie usw.).

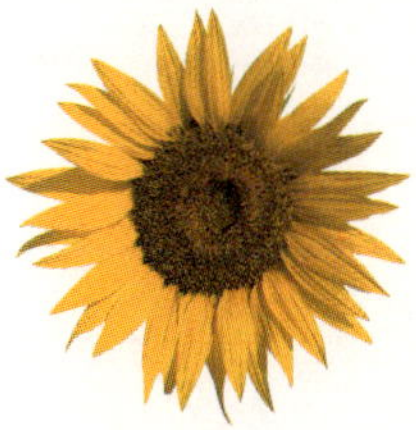

Sollten alle herkömmlichen Therapieansätze einschließlich operativer Sanierung des oberflächlichen Venensystems scheitern, so bietet heute die moderne Chirurgie zwei Methoden zur Verbesserung der Situation:

★ »Shave«-Methode
Hier wird die gesamte kranke Haut einschließlich Unterhautgewebe »abrasiert«, wodurch eine frische Wunde auf gesundem Gewebe entsteht und folglich besser heilt. Oft wird auf diese frischen Wunden in der gleichen Operation gesunde Haut verpflanzt.

★ Endoskopisch selektive Durchtrennung der tiefen Verbindungsvenen
Hier können die Verbindungsvenen, die auch als Überdruckventile bezeichnet werden, über einen einzigen Schnitt mit Hilfe der endoskopischen Technik (»Schlüssellochtechnik«) durchtrennt werden. Dadurch kann der Druck im oberflächlichen Venensystem-Unterhautgewebe gesenkt werden. Gleichzeitig kann bei der Endoskopie eine Durchtrennung der Muskelfaszie durchgeführt werden, wodurch dem chronischen Stauungssyndrom entgegengewirkt werden kann.

Bitte unbedingt beachten:

Eine konsequente und richtige Kompressionstherapie ist das Wichtigste zur Abheilung.

Sämtliche chirurgischen und konservativen Therapien sind zum Scheitern verurteilt, wenn eine konsequente Kompressionstherapie (Kompressionsbinden oder Kompressionsstrumpf) nicht eingehalten wird. Ist das »Ulcus« abgeheilt, muss die Kompressionstherapie in der Regel fortgeführt werden um ein »Wiederaufbrechen« zu verhindern. Die Entscheidung, ob eine Kompressionsbehandlung abgesetzt werden kann, ist ausschließlich durch einen Venenspezialisten zu treffen.

Klinische Untersuchungsmethoden

Vor jeder technischen Untersuchung steht das ausführliche Gespräch mit dem Arzt. Teilen Sie Ihre Beschwerden genau mit! Sollten Sie mit einer sehr speziellen Fragestellung den Venenspezialisten aufsuchen, ist es von Bedeutung, dass sich dieser ein genaues Bild von Ihrer Vorgeschichte, Ihrem Gesundheitszustand, der Einnahme von Medikamenten oder möglichen Voroperationen macht.

Nach wie vor sind Blickdiagnose und Tastbefund ein wesentlicher Bestandteil der Untersuchung bei einem Beinvenenleiden. Der Venenspezialist erhält bereits dadurch wichtige Hinweise über das Ausmaß der Erkrankung. Es werden insbesondere Schwellungen der Beine, Verhärtungen in der Haut, Lage der Krampfadern und die Beweglichkeit der Gelenke überprüft. Nach eingehendem Vorgespräch und körperlicher Untersuchung kann der Arzt entscheiden, welche technischen Untersuchungen bei Ihnen notwendig sind.

Volumenmessungen

Die früher noch häufig angewandte blutige Venendruckmessung wird heutzutage abgelöst durch die Photo-Plethysmographie (PPG), die Lichtreflexrheographie (LRR) oder die Dehnungsstreifen-Plethysmographie.

Bewertung

Mit diesen Methoden kann der venöse Abstrom des Blutes sowie der Grad der venösen Stauung beurteilt werden. Ebenfalls geben diese Untersuchungen einen Hinweis auf die Muskelpumpleistung eines Beines.

Lichtreflexrheographie/ Photo-Plethysmographie

Bei der Lichtreflexrheographie wird eine Infrarotsonde etwa 10 cm oberhalb des Innenknöchels befestigt. Während der Messung muss der Patient im Takt zehnmal mit dem Fuß wippen, dabei wird das Blut Richtung Herz bewegt. Im Normalfall kommt es hier zu einer Aufhellung der Haut, welche von der Infrarotsonde wahrgenommen wird. Nach Einstellung der Fußwippbewegung füllen sich die Venen schnell wieder mit Blut, so dass die Ausgangshelligkeit normalerweise innerhalb von 25 bis 40 Sekunden wieder erreicht ist. Wird diese Ausgangshelligkeit früher erreicht, ist dies ein Zeichen für eine Venenstauung bzw. eine krankhafte Erweiterung des Venensystems.

Bewertung

Diese Methode erteilt lediglich die Auskunft »Venensystem gesund« oder »Venensystem erkrankt«. Ein Nachteil der Untersuchung ist, dass sie von vielen Störfaktoren beeinflusst werden kann. Oftmals werden die Untersuchungen als »Venencheck« angeboten. Eine aussagefähige Bewertung der Befunde bedarf stets einer erfahrenen Fachperson und bekommt nur mit einer kompletten Venenuntersuchung den richtigen Stellenwert.

Dehnungsstreifen-Plethysmographie

Über Venenstaumanschetten an beiden Oberschenkeln wird ein Druck auf beide Beine ausgeübt. Dieser Druck muss über dem bestehenden Venendruck, jedoch unter dem arteriellen Druck liegen. Die Durchblutung (arteriell) wird dadurch nicht beeinträchtigt.

Unterhalb der Stauungsmanschette (z. B. Unterschenkel) entsteht eine Volumenvergrößerung (Stauung), das heißt eine Umfangsvermehrung der Wade, die anschließend über Dehnungsstreifen gemessen wird. Dabei wird die Blutmenge die durch das Bein fließt erfassbar, einschließlich möglicher Schwankungen.

Bewertung

Mit der Dehnungsstreifenmethode lässt sich ähnlich wie bei der Photo-Plethysmographie (PPG) die Funktion der Muskelpumpe überprüfen. In der Aussagefähigkeit zeigt diese Untersuchung eine höhere Messgenauigkeit als die Lichtreflexion.

Farbduplex-Doppler-Ultraschalluntersuchung

Die herkömmliche Ultraschalluntersuchung (Schnittbild-Ultraschall) gilt heute in der Medizin als eine der am weitesten verbreiteten Untersuchungsmethoden mit dem Vorteil für den Patienten, dass diese Untersuchungen völlig schmerz- und strahlungsfrei sind.

Der Einsatz ist beliebig oft wiederholbar und birgt keine Risiken. Bei einer

(1)

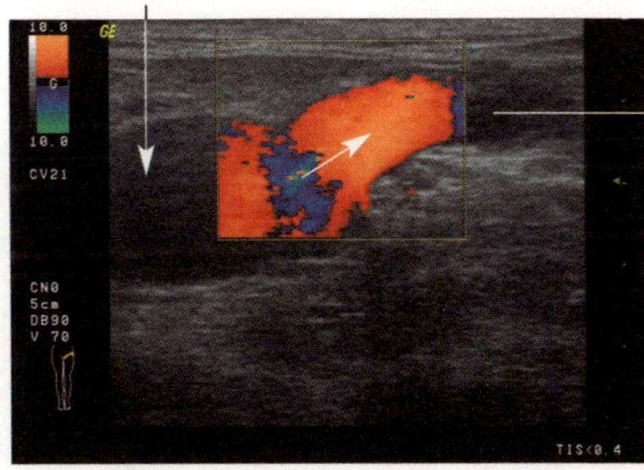

(2)

Einmündung der oberflächlichen Sammelvene (2) in die tiefe Leistenvene (1)
– Beim Pressen fließt das Blut über die undichte Mündungsklappe in die erweiterte Sammelvene zurück (rot = fußgerichtete Flussrichtung).

Ultraschalluntersuchung der Beinvenen kann der entsprechende Abschnitt des Beines (Untersuchungsscheibe) untersucht werden. Mit Hilfe dieser Technik kann der Arzt den Durchmesser einer Vene im Stehen und Liegen beurteilen, vorhandene Thrombosen erkennen und bei modernen Ultraschallgeräten sogar die Venenklappen darstellen.

Weitere Aussagen bei der Ultraschalluntersuchung bietet das Dopplerverfahren. Hierbei kann eine zusätzliche Aussage über die Flussrichtung und den Blutfluss getroffen werden. Diese Untersuchung wird auf einem Monitor bzw. auf Papier registriert. Die Doppleruntersuchung kann auch ohne Ultraschallgerät durchgeführt werden, wobei hier der Nachteil besteht, dass man nicht exakt beurteilen kann, welches Gefäß untersucht wurde.

Heute werden Schnittbild-Ultraschall, Doppler- und Farbduplex-Untersuchung mittels eines modernen Untersuchungsgerätes zusammengefasst. Dem Arzt ist es somit möglich, die zu prüfende Vene im Schnittbild abzubilden. Das Gerät kann gleichzeitig die untersuchte Vene mit dem Dopplersignal ausloten und die Flussrichtung des Blutes auf dem Schnittbild mit den Farben rot (zum Schallkopf hin) und blau (vom Schallkopf weg) sichtbar machen.

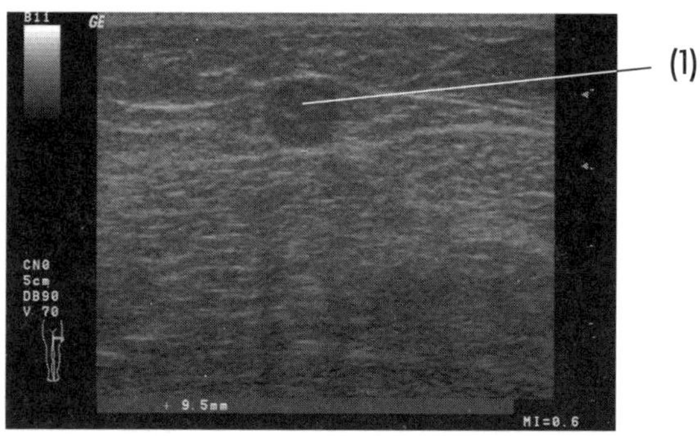

Ultraschallbild der vorderen Sammelvene (1) im Bereich des Oberschenkels (Querschnitt). Die Sammelvene ist nahezu über das dreifache der Norm (2–4 mm ♀) erweitert.

Bewertung

Dank dieser Untersuchungsmethode ist Ihr Venenspezialist in der Lage, ein genaues Flussschema für jede zu untersuchende Vene aufzuzeigen. Dies ist mit keiner anderen Untersuchungsmethode möglich, auch nicht mit einer Kontrastmitteluntersuchung (Phlebographie) der Venen.

Röntgenkontrastmitteldarstellung

Bei der Röntgenkontrastmitteldarstellung der Venen wird Kontrastmittel über eine Vene am Fußrücken eingespritzt. Danach kann, unter Durchleuchtung mit Röntgenstrahlen, der Abfluss des Kontrastmittels in der Vene dargestellt werden. Es erfolgen jeweils Röntgenaufnahmen des Unterschenkelbereichs, Kniekehlenbereichs und des Beckens in zwei Ebenen. Mit dieser Methode können »undichte Venenklappen«, erweiterte Verbindungsvenen und Thrombosen in den tiefen Venen nachgewiesen werden. Jedoch kann ohne Durchleuchtung der betroffenen Regionen wie Becken, Ober- und Unterschenkel über die Flussrichtung des Blutes keine Aussage gemacht werden, die wiederum für die Beurteilung des oberflächlichen Venensystems von großer Bedeutung ist.

Bewertung

Venenfachärzte sind sich heute einig, dass die Phlebographie (Kontrastmitteluntersuchung der Venen) zur Beurteilung des oberflächlichen Venensystems weitestgehend durch die moderne Ultraschalldiagnostik abgelöst wurde. Die Kontrastmitteluntersuchung der Venen hat heute noch ihren Stellenwert in der Feststellung oder zum Ausschluss der tiefen Beinvenenthrombose bzw. bei sehr übergewichtigen Patienten, bei denen eine Ultraschalluntersuchung technisch nicht durchführbar ist.

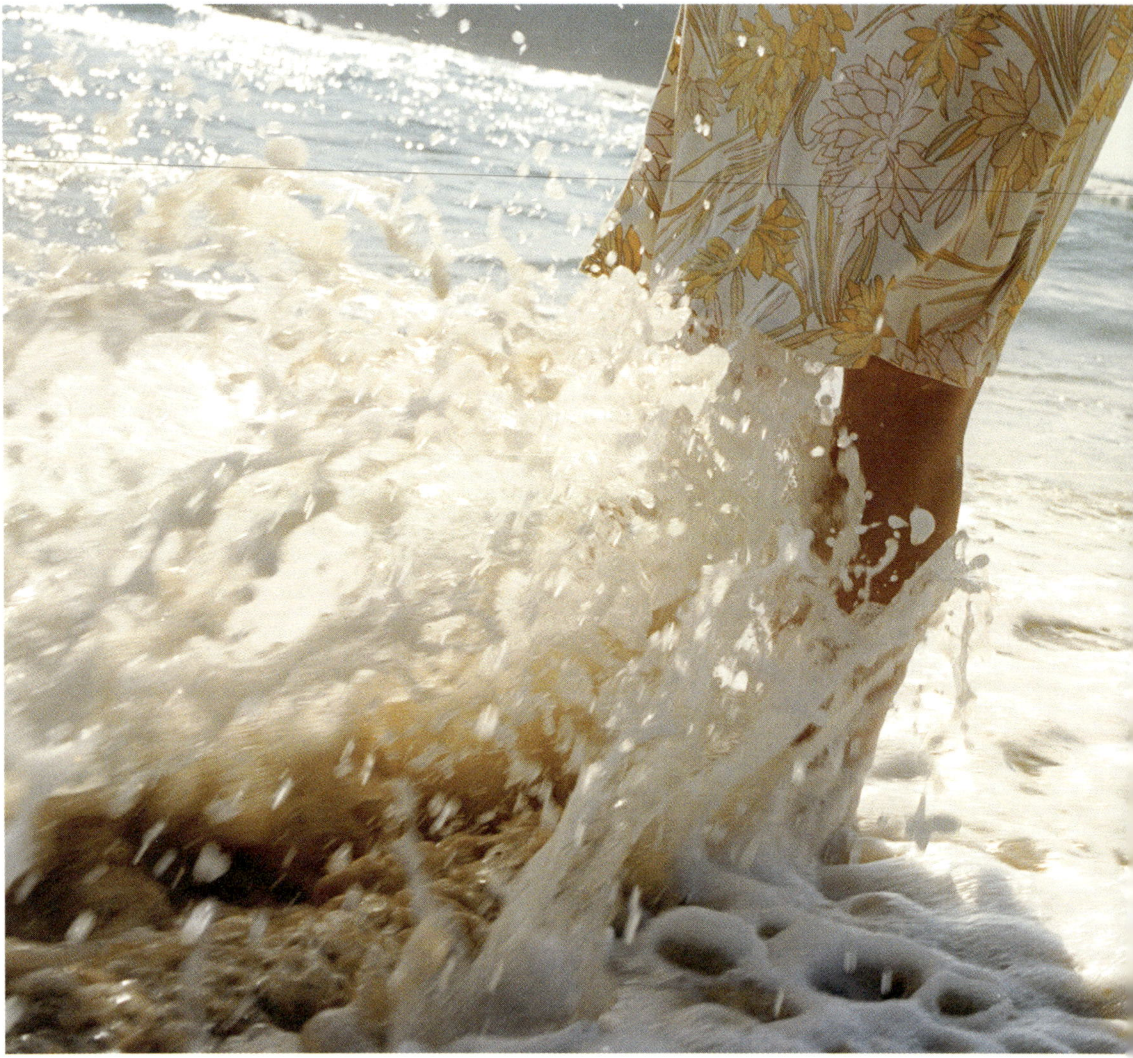

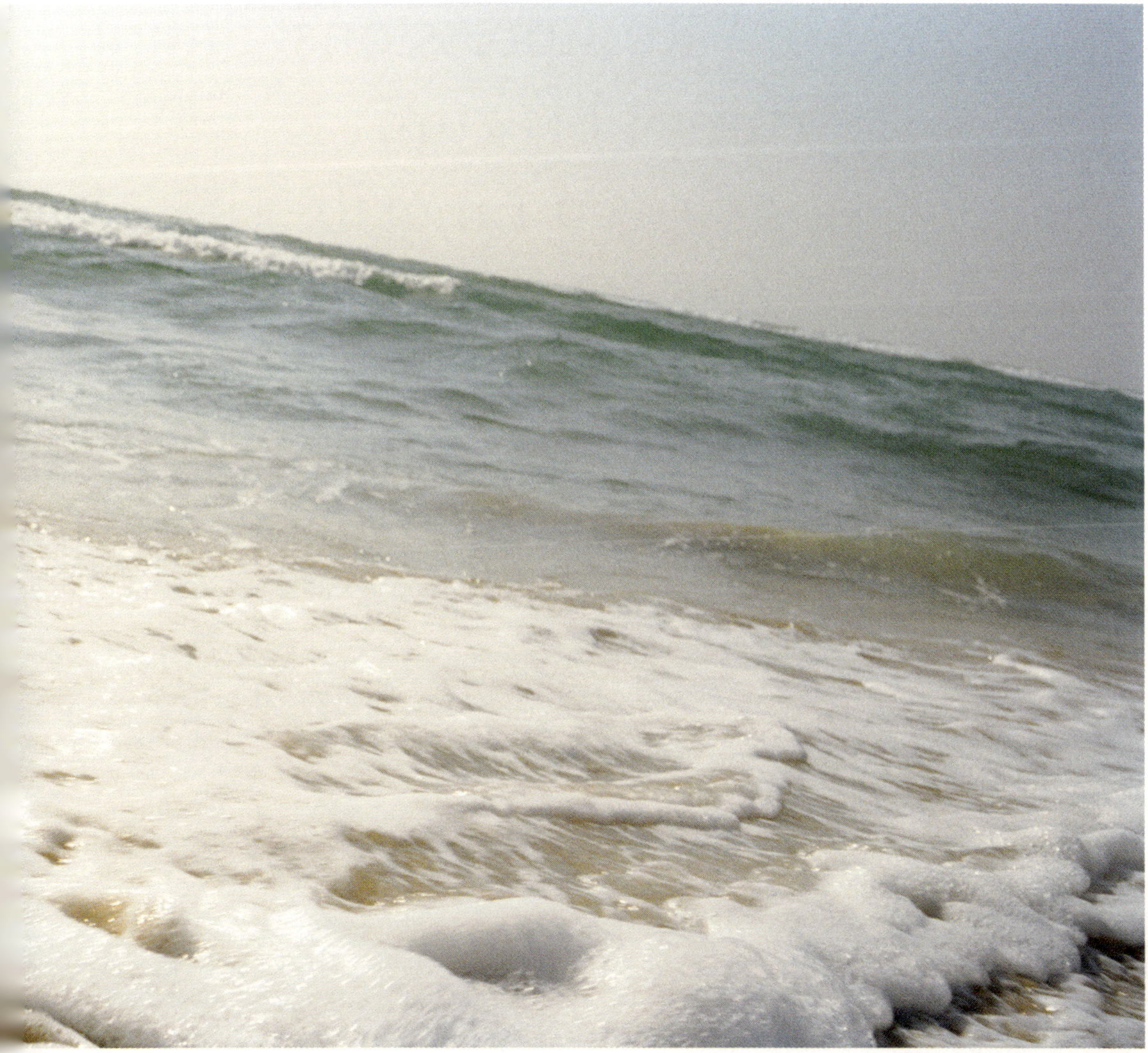

Moderne Behandlung des Venenleidens

Vom Kompressionsstrumpf bis zum operativen Eingriff

Für die Therapie und Behandlung des Venenleidens stehen heute unterschiedliche Verfahren und Möglichkeiten zur Auswahl, die je nach Schweregrad eingesetzt werden. Entscheidend für die Therapie sind die zu erwartenden Komplikationen, die durch die Erkrankung hervorgerufen werden können. Handelt es sich bei dem Patienten nur um kosmetisch störende Besenreiser und sind nicht die Stammvenen (Sammelvenen) oder größere Seitenäste betroffen, wird man sich mit Sicherheit nicht zu einem operativen Eingriff entschließen, sondern schonende Behandlungsmethoden in Betracht ziehen.

Nicht jede Krampfader muss operiert werden!

Der allgemeine Gesundheitszustand spielt bei der Entscheidung für ein therapeutisches Verfahren eine große Rolle. Gelegentlich ist es ratsamer, einem älteren, allgemein erkrankten Patienten eine Behandlung mit einem Kompressionsstrumpf zu empfehlen, als das Risiko einer Narkose oder Operation einzugehen. Lassen Sie sich nicht mit Schwarzmalerei von Seiten des Arztes zu einer Operation überreden. Suchen Sie im Zweifelsfall einen anderen Facharzt auf, um sich eine zweite Meinung anzuhören.

Folgende Ziele sollten für die Behandlung des Venenleidens angestrebt werden:

- ★ Verbesserung der Strömungsverhältnisse in den Venen
- ★ Linderung oder Beseitigung von Stauungszuständen und Beschwerden (Schwere Beine, Schmerzen, Wadenkrämpfe, etc.)
- ★ Verbesserung oder Entfernung bestehender Krampfadern
- ★ Verbesserung oder Abheilung erkrankter Hautareale
- ★ Abheilung von Geschwüren (Ulcus cruris)

Kompressionsbehandlung

Die Kompressionsbehandlung ist ein wichtiger Bestandteil in der Therapie und Prophylaxe des Venenleidens.

Ziel der Kompressionsbehandlung ist es, durch Druck von außen, die erweiterten, nicht mehr funktionsfähigen Venen im Durchmesser zu verringern, um so den Abstrom des venösen Blutes im tiefen Venensystem zu verbessern. Die erweiterten Venen werden »zusammengedrückt« und folglich die Funktion der zuvor »schlussunfähigen« Venenklappen verbessert. Dadurch erhöht sich die Fließgeschwindigkeit des Blutes und der Lymphabfluss wird verbessert. Der sanfte Druck der Strümpfe unterstützt die Pumpwirkung der Wadenmuskelpumpe und verhindert zuverlässig schmerzhafte Stauungsödeme. Dosierte Bewegung ist somit ein erfolgreicher Partner der Kompressionstherapie (s. S. 120).

Eine Kompressionsbehandlung kann entweder mit Kompressionsbinden oder Kompressionsstrümpfen durchgeführt werden, zusätzlich auch durch die apparative, pneumatische Kompressionsbehandlung.

Beinschwellungen werden vermindert oder gar verhindert.

Durch eine Kompressionstherapie kann das Krampfaderleiden nicht geheilt werden – es wird jedoch eine Linderung der Beschwerden bewirkt und ein Fortschreiten der Erkrankung bestmöglich verhindert. Eine Kompressionsbehandlung kann durchaus als endgültige Therapieform eines Krampfaderleidens angebracht sein, insbesondere dann, wenn eine Operation nicht mehr möglich ist (hohes Narkoserisiko, Alter des Patienten oder Patient wünscht keine Operation).

Stützeffekt in %

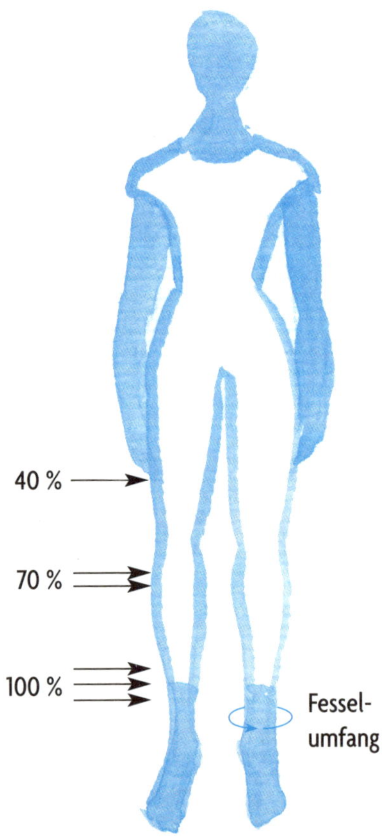

Bitte unbedingt beachten:

Es gibt Fälle, in denen eine Kompressionsbehandlung nicht durchgeführt werden darf – dies betrifft vorwiegend Patienten mit arteriellen Durchblutungsstörungen im Bein (Schaufensterkrankheit). Bei diesen Patienten würde sich durch den zusätzlichen Druck von außen die Durchblutungssituation weiter verschlechtern. Es kann dadurch zu einer Gewebeschädigung kommen, im schlimmsten Fall sogar zum Verlust des Beines. Vor der Verordnung einer Kompressionstherapie muss deshalb das arterielle Gefäßsystem von Ihrem Arzt sorgfältig überprüft werden.

Sollten beim Tragen eines Kompressionsstrumpfes Schmerzen auftreten, so muss der Kompressionsstrumpf umgehend ausgezogen werden, da eventuell auch hier die Durchblutungssituation verschlechtert werden könnte.

Kompressionstherapie nach Operationen

Für die Vor- und Nachbehandlung von Venenoperationen ist die Kompressionstherapie unentbehrlich. Für den Patienten ist es wichtig zu wissen, dass die Kompressionsbehandlung nicht in allen Fällen nach einem bestimmten Zeitraum (4 bis 8 Wochen) beendet werden kann. Es ist deshalb sinnvoll, nach dieser Zeit das Venensystem erneut kontrollieren zu lassen, um so eine richtige Entscheidung treffen zu können bezüglich der Tragedauer des Kompressionsstrumpfes.

Der Kompressionsverband

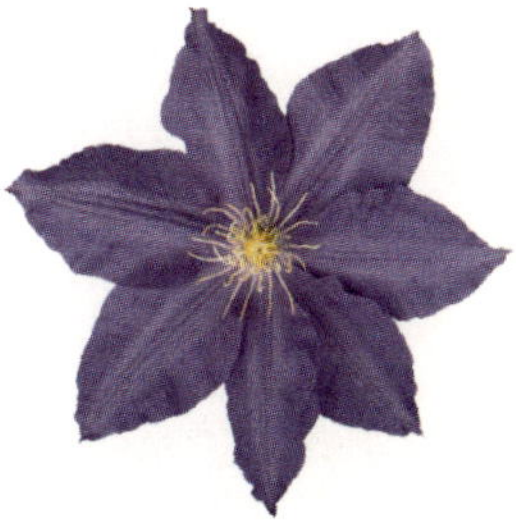

Der Kompressionsverband ist nach Operationen, aber auch der anfänglichen Behandlung von oberflächlichen Venenentzündungen bis hin zum offenen Bein die erste Behandlungsmaßnahme.

Abhängig von der zugrunde liegenden Erkrankung werden verschiedene Verbandsmaterialien und Verbandstechniken verwendet.

Schon bei der Auswahl der Binden können Fehler gemacht werden. Man unterscheidet heute Lang- oder Kurzzugbinden:

Das Wickeln bzw. Anlegen eines Kompressionsverbandes mit elastischen Binden erfordert Erfahrung und Übung.

Bei den so genannten Langzugbinden wird ein hoher Ruhedruck aufgebracht, weswegen diese Binden vorzugsweise bei liegenden Patienten Anwendung finden.

Die Kurzzugbinden haben dagegen einen niedrigen Ruhedruck, jedoch einen hohen Arbeitsdruck, d.h. die maximale Wirkung des Verbandes wird zum Beispiel beim Laufen erzielt.

Das Anlegen des Kompressionsverbandes sollte durch eine geschulte Person erfolgen. Es ist dringend darauf zu achten, dass die Bandagen nicht verrutschen.

Tipp *Schaumstoffbinden als Untergrund verhindern ein solches Rutschen.*

Prinzipiell gilt: Ein angepasster Kompressionsstrumpf ist einem schlecht ausgeführten Kompressionsverband immer überlegen!

In der Regel ersetzt der Kompressionsstrumpf bzw. die Strumpfhose sehr bald den Verband.

Moderne Kompressionstherapie

In der Regel werden Kompressionsstrümpfe von einem fachkundigen Arzt oder Phlebologen nach einer gründlichen Untersuchung verordnet.

Festgelegt wird dabei die richtige Kompressionsstärke und die geeignete Art des Strumpfes. Beachten Sie bitte immer, dass nur ein optimal passender Strumpf oder eine Strumpfhose das beste Ergebnis bringt. Und die Voraussetzung für den Erfolg bestimmen Sie selbst mit, indem Sie dieses Hilfsmittel auch tragen.

Kompressionsstrümpfe und Strumpfhosen sind speziell »gestrickt«.

Die Druckverteilung des Kompressionsstrumpfes ist so angeordnet, dass auf die Fesselgegend der stärkste Druck ausgeübt wird. Dieser Bereich ist besonders gefährdet für Schwellungen oder auch Hautveränderungen und im schlimmsten Fall Beingeschwüre.

Der Druck eines Kompressionsstrumpfes nimmt immer von unten nach oben ab (definiertes Druckgefälle). Der Kompressionsstrumpf sollte immer so weit reichen, dass der höchste Rückflusspunkt mit erreicht wird. Häufig ist die Leistenregion der oberste Rückflusspunkt, weswegen ein Schenkelstrumpf oder eine Strumpfhose verordnet wird. Für eine korrekte Verordnung von Kompressionsstrümpfen ist es notwendig, diesen oberen Rückflusspunkt bestimmen zu lassen, auch wenn die Krampfadern nur im Unterschenkelbereich zu sehen sind. Es wäre hier von Nachteil, wenn diesen Patienten ein Kniestrumpf verordnet wird, da es durch diese falsche Empfehlung zu einer Stauung der Sammelvene im Oberschenkelbereich kommen kann und somit das Entstehen einer Venenentzündung begünstigt wird.

Folgende Strumpfformen können verordnet werden:

★ Kniestrumpf
★ Halbschenkelstrumpf
★ Schenkelstrumpf
★ Strumpfhosen

Problematisch zeigt sich oft der Halt des Strumpfes im Bereich des Oberschenkels. Hier werden vom Fachhandel verschiedene Lösungen angeboten wie unterschiedliche Haftbänder mit Silikonstreifen oder Silikonnoppen, Hüfthalterungen, Leibhalter und spezielle Hautklebelotionen.

Einteilung von Kompressionsstrümpfen

Kompressionsstrümpfe werden in vier verschiedenen Klassen angeboten. Am häufigsten wird bei Krampfadern die Kompressionsklasse II verordnet.

Die Kompressionsklassen unterscheiden sich durch ihre verschiedenen Druckstärken, d.h. der Druck nimmt von der Kompressionsklasse I bis zur Klasse IV zu.

Stützstrümpfe sind keineswegs mit Kompressionsstrümpfen zu vergleichen.

Stützstrümpfe aus dem Warenhaus haben keine nachgewiesene Wirkung, weil meist das definierte Druckgefälle von Unter- und Oberschenkel fehlt.

Kompressionsklasse	Druck in mmHg	Anwendungsbereich
Klasse I	Bis 20 mmHg (leichte Kompression)	Leichte Stauungsbeschwerden, Müdigkeitsgefühl in den Beinen
Klasse II	Bis 30 mmHg (mittlere Kompression)	Bei Krampfadern, stärkeren Beinschwellungen, Therapie von Venenentzündung, nach Verödungsbehandlungen und Krampfaderoperationen, zur Prophylaxe
Klasse III	Bis 40 mmHg (kräftige Kompression)	Chronisches Stauungssyndrom mit Hautveränderungen und -verfärbungen, schweren Stauungszuständen, Lymphödem oder Folgezuständen der tiefen Beinvenenthrombose
Klasse IV	Bis 60 mmHg (sehr starke Kompression)	Massives Lymphödem mit kompletter Zerstörung der Lymphbahnen

Tipp

Der Kniestrumpf Klasse I kann zusätzlich mit einem Schenkelstrumpf Klasse II bei Patienten mit schweren Stauungen im Bereich des Unterschenkels oder sogar bei einem »offenen Bein« in Kombination getragen werden.

Kriterien zur richtigen Auswahl

Ein wichtiges Kriterium zur Auswahl des richtigen Kompressionsstrumpfes bei Stauungsbeschwerden oder Schwellungszuständen der Beine ist der Schwellungszustand beim Tragen eines Kompressionsstrumpfes sowie die erzielte Linderung der Beschwerden. Sollte sich beim Tragen der verordneten Kompressionsklasse nach wie vor eine Schwellung im Bereich des Unterschenkels einstellen, so muss auf die nächst höhere Kompressionsklasse übergegangen werden.

Überprüft werden kann die Wirksamkeit des Kompressionsstrumpfes ebenso mit Hilfe der Dehnungsstreifen-Plethysmographie, die mit angezogenen Kompressionsstrümpfen durchgeführt werden kann.

Erholen sich die vorher »schlechten Venenwerte«, so kann man davon ausgehen, dass der Kompressionsstrumpf den ausreichenden Druck herbeiführt.

Angenehmer Tragekomfort

Kompressionsstrümpfe bzw. Strumpfhosen haben sich in den letzten Jahren, was den Tragekomfort anbelangt, rasant weiterentwickelt. In den 70er Jahren sprach man noch vom »Gummistrumpf«. Heute sind hochwertige Garne zum Teil mit Mikrofasern im Einsatz, die angenehm zu tragen sind und durchaus modischen Ansprüchen gerecht werden.

In den 70er Jahren sprach man noch vom »Gummistrumpf«.

Die Palette reicht von dünnen, leicht transparenten Kompressionsstrümpfen über weiche, anschmiegsame Produkte bis hin zu festen und außergewöhnlich strapazierfähigen Materialien. Überwiegend finden aufgrund der optischen und technischen Anforderungen heute synthetisch hergestellte Hochleistungsgarne Verwendung, die z.B. durch Umwindung mit elastischen Garnen kombiniert werden. Wer natürliche Materialien bevorzugt, findet selbstverständlich auch Strümpfe, bei denen Baumwolle beziehungsweise Viskose in Kombination mit synthetischen Materialien zur Anwendung kommen. Dabei wird die Naturfaser bevorzugt auf der Innenseite verwendet, um eine möglichst große Hautabdeckung zu erreichen.

Wichtig zu wissen:

Kompressionsstrümpfe erhalten Sie nur im Sanitätsfachhandel und in Apotheken.

- ★ Kompressionsstrümpfe müssen immer durch entsprechendes Fachpersonal angemessen werden und sind deshalb nur im Sanitätsfachhandel oder einer Apotheke erhältlich.
- ★ Strümpfe bitte immer morgens abmessen lassen, bevor das Bein anschwillt. In guten Fachgeschäften werden Sie darauf hingewiesen und wenn nötig, am nächsten Tag noch einmal zum Abmessen bestellt.
- ★ Es gibt Serienstrümpfe und Maßanfertigungen. Die Entscheidung dazu trägt maßgeblich zum Erfolg der Therapie bei. Nur ein optimal passender Strumpf erreicht das gewünschte Ergebnis einer Kompression.
- ★ Kompressionsstrümpfe werden immer nach Beinmaßen hergestellt, auch so genannte Serienstrümpfe. In besonderen Fällen, wie bei extremen Körperproportionen, bei schwerwiegenden Erkrankungen der Lymphgefäße oder dem Wunsch nach einem hohen Kompressionsdruck, werden Strümpfe nach individuellen Maßen einzeln hergestellt. Die exakte Anpassung und die Auswahl des richtigen Strumpftyps, der den Lebensumständen und Gewohnheiten des Patienten am besten entspricht, trägt maßgeblich zum Erfolg bei.
- ★ Scheuen Sie sich nicht zu reklamieren, wenn der für Sie angepasste Kompressionsstrumpf nicht passt.
- ★ Kompressionsstrümpfe müssen – um eine lange Haltbarkeit zu gewährleisten – gut gepflegt werden.
- ★ Wird ein Kompressionsstrumpf regelmäßig (täglich!)

getragen, so lässt die Elastizität des Strumpfes nach einem halben Jahr nach und eine ausreichende Kompression ist nicht mehr gegeben.

★ Die Krankenkassen übernehmen die Kosten von zwei Paar Kompressionsstrümpfen pro Jahr, so dass ein rechtzeitiger Wechsel des Strumpfes immer möglich ist. In besonderen Fällen werden Kompressionsstrümpfe auch häufiger verordnet, beispielsweise bei starker Gewichtsveränderung des Patienten oder besonderer Beanspruchung.

Das »Anziehen« beginnt im Gehirn (Compliance)

Zugegeben, ein Kompressionsstrumpf hält im Schrank viel länger als einer der getragen wird, doch nur ein getragener Kompressionsstrumpf kann seine Wirkung entfalten. Dennoch werden einer Studie zufolge nur etwa die Hälfte aller verordneten Kompressionsstrümpfe getragen. Das bedeutet im Umkehrschluss, dass etwa 50 % der Venenpatienten keine wirkliche Therapie bekommen. Die Ursache liegt in den meisten Fällen in der so genannten Patienten-Compliance, also in der Akzeptanz im Gehirn, einen Kompressionsstrumpf zu tragen. Dort entscheidet sich, ob die Kompressionstherapie eingesetzt wird oder nicht.

Meist wird noch ein erster Versuch unternommen, den »engen« Strumpf anzuziehen. Doch häufig ist mangels praktischer Einweisung die anstrengende »Anziehaktion« von geringem Erfolg gekrönt.

Tipp

Lassen Sie sich unbedingt das richtige Anziehen vorführen, wenn Sie einen Kompressionsstrumpf in Ihrem Fachgeschäft abholen. *Unsere Tipps dazu finden Sie auf S. 55.*

Mitunter beklagen einige Patienten anfänglich eine Art »Engegefühl am Bein«. Meist verbessert sich das Gefühl, wenn dies nicht der Fall ist, müssen Sie unbedingt mit Ihrem Arzt oder Sanitätsfachhandel Rücksprache halten. Es gibt heute eine breite Palette an Kompressionsstrümpfen, so dass es sich immer lohnt, nach einer möglichen Alternative zu suchen. In der Regel stellt sich aber der Körper sehr schnell auf diesen »Druck« ein und registriert ihn schon nach kurzer Zeit als Normalzustand.

Bitte unbedingt beachten:

Aus therapeutischen Gründen ist es überaus empfehlenswert und notwendig, die Strümpfe bereits am Morgen nach dem Aufstehen anzuziehen.

Eine erfolgreiche Kompressionsmaßnahme setzt eine Regelmäßigkeit im Tragen voraus. Die Strümpfe/Strumpfhosen müssen bereits morgens angezogen werden, bei einer Neigung zu starken Beinschwellungen am besten schon im Bett vor dem Aufstehen. Wer morgens erst in die Dusche steigt, legt am besten in Anschluss die Beine 15 Minuten hoch, bevor die Kompressionsstrümpfe angezogen werden. Kompressionsstrümpfe sollten in der Regel nicht während der Nacht getragen werden.

Richtiges Anziehen will gelernt sein …

Problematisch gestaltet sich oft das Anziehen des Strumpfes. Hier bietet der Fachhandel Anziehhilfen an, die gerade diesen Patienten weiterhelfen. Erkundigen Sie sich in Ihrem Sanitätsfachhandel oder in Ihrer Apotheke.

Wenn Sie die richtigen Kniffe kennen, wird es Ihnen viel leichter fallen, einen Kompressionsstrumpf anzuziehen. Selbst ältere Patienten können in den meisten Fällen den Strumpf ohne große Mühe anziehen.

Einige nützliche Tipps zum Anziehen von Kompressionsstrümpfen:

- ★ Versuchen Sie anfänglich eine dünne Feinstrumpfhose unter den Kompressionsstrumpf anzuziehen, so »gleitet« der Kompressionsstrumpf leichter über das Bein.
- ★ Wem es besonders schwer fällt, sollte Strümpfe mit offener Fußspitze bevorzugen. Sie können diese Strümpfe über eine Gleitsocke einfacher über den Fuß ziehen. Die Gleitsocke wird anschließend aus der offenen Spitze wieder herausgezogen.
- ★ Die Verwendung von Haushaltshandschuhen aus Gummi oder das Einpudern der Füße und Beine mit Puder erleichtert das Anlegen erheblich.
- ★ Scharfkantige Ringe oder spitze Fingernägel können das Gestrick beschädigen. Gleiches gilt für defektes Schuhwerk und raue Hornhaut an den Füßen.

Kompressionsstrümpfe sind weitgehend gegen Salben unempfindlich.

Pflegetipps:

- ★ Waschen Sie Ihre Kompressionsstrümpfe möglichst täglich.
- ★ In der Waschmaschine mit einem Feinwaschmittel im Schonwaschgang bei 40 °C. Wir empfehlen die Verwendung eines Waschbeutels.
- ★ Bei Handwäsche vorzugsweise mit Feinwaschmittel in handwarmem Wasser. Gut ausspülen, nicht wringen! Waschen Sie Ihre Strümpfe beim ersten Mal separat.
- ★ Trocknen an der Luft, nicht auf der Heizung oder in der prallen Sonne!
- ★ Trockner bitte nur im Schongang einsetzen!
- ★ Chemische Reinigung ist nicht möglich.
- ★ Verzichten Sie auf die Verwendung von Weichspüler.

Tipps und Tricks –
Die häufigsten Probleme mit Strümpfen

Meine Schenkelstrümpfe rutschen. Wie kann ich dem entgegenwirken?

- ★ Achten Sie bitte darauf, den Strumpf gleichmäßig anzuziehen. Überdehnte Bereiche ziehen den Strumpf nur nach unten.
- ★ Manchmal ist der Oberschenkelumfang für Haftbänder ungeeignet. Ihr Fachhändler überprüft dies gerne für Sie. Entweder eine alternative Befestigungsmöglichkeit suchen oder Ihr Arzt weicht auf Kniestrümpfe oder Strumpfhosen aus.
- ★ Die Silikonbeschichtung der Haftbänder rutscht auf fettiger oder sehr trockener Haut. Sorgen Sie für gute Hautpflege. Auch starke Behaarung kann den festen Halt verhindern.
- ★ Tägliches Waschen der Strümpfe reinigt das Haftband von Rückständen und verbessert den Halt.

Meine Haut reagiert allergisch auf die Strümpfe!

- ★ Es ist wichtig festzustellen, ob es sich um eine Unverträglichkeit, eine Allergie oder eine mechanische Reizwirkung handelt.
- ★ Falls Sie das synthetische Material nicht vertragen, weichen Sie auf Strümpfe mit natürlichen Baumwollinnenseiten aus.

Ich bekomme kalte Füße, wenn ich die Strümpfe trage!

- ★ Dieses Problem tritt leider häufig auf. Tragen Sie zusätzlich einen wärmenden Socken wie die »In-shoe-Socken« aus Merinowolle (Apotheke oder Sanitätsfachhandel).
- ★ Sprechen Sie mit Ihrem Arzt über dieses Problem, möglicherweise ist es ratsam, eine geringere Kompression vorzuziehen.
- ★ Kneipp'sche Anwendungen und Bewegung leisten gute Hilfe.

Was mache ich, wenn beim Sitzen unangenehme Falten in der Kniekehle entstehen?

- ★ Achten Sie darauf, den Strumpf besonders gleichmäßig anzuziehen.

- ★ Verteilen Sie etwas Hautklebelotion oberhalb des Knies.
- ★ Notfalls eine leichte Kompresse über dem Knie auflegen.
- ★ Wer beruflich viel sitzen muss, sollte mit dem Arzt sprechen, ob Kniestrümpfe auch möglich sind.

Was mache ich, wenn sich unangenehm viel Hitze unter dem Strumpf staut?

- ★ Fragen Sie in Ihrem Fachgeschäft nach Materialalternativen.
- ★ Wählen Sie einen dünnen und atmungsaktiven Strumpf.
- ★ Befeuchten Sie den Strumpf bei Bedarf mit einer Sprühflasche – die Verdunstungskälte kühlt das Bein angenehm. Ein geeigneter Zusatz ist das kühlende Pfefferminzhydrolat.

Intermittierende apparative Kompressionsbehandlung (IAK)

In Fällen der chronisch venösen Stauung (venöse Insuffizienz Stadium II und III) kann der Einsatz der intermittierenden apparativen Kompressionstherapie (IAK) sinnvoll sein.

Die IAK besteht aus einer mit mehreren Luftkammern bestehenden Manschette, die über das Bein gezogen wird. Die Luftkammern werden mit einem vorher festgelegten Druck mit Luft gefüllt und nach einer bestimmten Dauer wieder entleert. Die Behandlung dauert etwa 30 bis 45 Minuten. Im Anschluss sollte noch im Liegen ein Kompressionsverband bzw. Kompressionsstrumpf angelegt werden.

Die IAK darf nur nach ärztlicher Anordnung zur Anwendung kommen. Bei Patienten mit Bluthochdruck oder einer Herzschwäche darf die IAK nicht eingesetzt werden. Der Einsatz erfolgt im stationären wie auch im ambulanten Bereich.

Verödung von Krampfadern

Die Schaumverödung – eine Renaissance der Verödungstherapie.

Die Anwendung von Verödungsmitteln ist seit Jahrzehnten etabliert. Das Verödungsmittel wird mit Hilfe einer dünnen Injektionsnadel in die betroffene Vene gespritzt. In den letzten Jahren hat sich als Verödungstherapie die »Schaumsklerosierung« etabliert. Hierbei wird das Verödungsmittel mit Luft vermischt und aufgeschäumt.

Der Vorteil der Methode liegt darin, dass das Verödungsmittel länger in der Vene verweilt und dadurch länger auf die Venenwand einwirken kann. Das Verödungsmittel löst in der Venenwand eine Reizung aus, die dann zu einem Verkleben der Venenwände führt.

Besonders geeignet ist die Verödungsmethode für etwas kräftigere Besenreiser (so genannte »blaue Besenreiser«), sowie retikuläre, also netzartig verzweigte Krampfadern. Unter den Venenspezialisten ist man sich heute einig, dass nur kleinere Seitenäste und Besenreiser verödet werden sollten. Die oberflächlichen Stammvenen (Sammelvenen) sollten einer Verödungstherapie nicht unterzogen werden.

Jeder Verödungstherapie muss eine exakte phlebologische Untersuchung vorausgehen um eine mögliche Erkrankung der Stammvene auszuschließen. Bei einer erkrankten Stammvene ist das Veröden von Besenreisern und Seitenästen nicht Erfolg versprechend. Bei gesunden Stammvenen (Sammelvenen) hingegen, stellt diese Methode und die endoluminale Lasersklerosierung (s. S. 64) mit die besten Behandlungsformen dar.

Nachdem für diese Behandlung normalerweise keine medizinische Notwendigkeit besteht und sie unter rein kosmetischen Gesichtspunkten gesehen werden muss, wird diese Leistung von den Krankenkassen heute nicht mehr übernommen. Für eine Verödungstherapie sind meistens mehrere Sitzungen erforderlich. Im Anschluss an die Verödung muss das Bein ebenfalls für längere Zeit gewickelt oder ein Kompressionsstrumpf getragen werden.

Laserbehandlung von Besenreisern und erkrankten Seitenästen

Der Laser (Lichtquelle) wirkt flächig auf die Haut ein – dadurch können alle im Lichtbereich befindlichen Venen erfasst werden.

Häufig wird der Laser Erfolg versprechend beworben für eine moderne Behandlung von Besenreisern. Jedoch kann nicht jeder Laser zur Behandlung von Besenreisern eingesetzt werden. Neuerdings werden hierfür Hochenergie-Laser (Cool-Touch-Laser) eingesetzt. Diese Behandlungsform eignet sich nur bei feinsten Besenreisern, so genannte »rote Besenreiser«, die mit einer Nadel nicht mehr punktiert werden können. Der Laser (Lichtquelle) wirkt flächig auf die Haut ein – dadurch können alle im Lichtbereich befindlichen Venen erfasst werden. Durch die Überwärmung mit der Lasermethode sollen sich die Venen auf Dauer verschließen. Zunächst hinterlässt der Laser rote oder braune Flecken. Erst ein paar Wochen später kann das endgültige Resultat beurteilt werden. Die Rückfallquote beträgt jedoch über 50 %!

Relativ neu ist auch das intraluminale Laserverfahren, geeignet für kleinere Venen (retikuläre- und Seitenastkrampfadern). Intraluminal bedeutet, dass der Eingriff in der Vene selbst stattfindet. Mit Hilfe einer Punktionskanüle wird eine feine Laserfaser in die Krampfader vorgeschoben und die Krampfader wird von innen verschmort.

Vorteil der intraluminalen Lasermethode ist, dass nur erweiterte, sprich erkrankte Venenabschnitte, behandelt werden. Es ist hierbei nicht wichtig, dass die gesamte Vene mit dem Laser behandelt wird, sondern nur strategisch wichtige Abflusspunkte, so dass die restliche Krampfader »entstaut« wird.

Laserbehandlungen werden bis heute nicht von den Kassen bezahlt.

Mini-Phlebektomie

Größere Netzkrampfadern (retikuläre Varizen) werden meist einer chirurgischen Behandlung zugeführt. Hier hat sich die Technik der Mini-Phlebektomie bewährt.

Über kleinste Stiche (1–2 mm) und mit Hilfe von mikrochirurgischen Häkelnadeln werden die störenden Krampfadern gezogen. Der Eingriff erfolgt in der Regel in örtlicher Betäubung. Bereits nach kurzer Zeit (3 bis 6 Monate) sind die chirurgisch gesetzten Stiche nicht mehr sichtbar und die Krampfadern langfristig entfernt.

Größere, kosmetisch störende retikuläre Krampfadern können durch einen kleinen chirurgischen Eingriff schnell und mit einem sehr guten kosmetischen Ergebnis entfernt werden.

Thermogalvanische Sklerosierung

Als Weiterentwicklung der Elektrosklerosierung kommt heute die »Thermogalvanische Sklerosierung« zur Behandlung von Besenreisern alternativ oder ergänzend zur Anwendung.

Über eine 24 ct vergoldete Sonde werden zwei verschiedene Stromarten (Gleichstrom und Radiofrequenz) angewendet. Durch das Aufsetzen der Sonde auf den Besenreiser und die Zuschaltung der beiden Stromarten, entsteht im Behandlungsbereich ein Laugentropfen sowie eine Erhitzung (ca. 65 °C), wodurch der Durchfluss des Gefäßes verstopft wird. Durch das Setzen mehrerer Punkte im Bereich des zu behandelnden Gefäßes kommt es zum Verschwinden des Besenreisers im Verlauf der Behandlung.

Der Vorteil der Methode, insbesondere im Vergleich zur Lasermethode (Cool touch) besteht darin, dass mit keiner Schädigung der Haut (Flecken) zu rechnen ist. Zur besseren Abheilung wird zur Nachbehandlung der Einsatz von polarisiertem Licht empfohlen. Selbstverständlich kann die Lichttherapie auch nach herkömmlichen Verödungsbehandlungen oder operativen Eingriffen eingesetzt werden.

Flächenlaser und Thermogalvanische Sklerosierung eignen sich besonders für die »roten Besenreiser«.

Die »Thermogalvanische Sklerosierung« eignet sich sehr gut, ergänzend oder alternativ, zur Behandlung von Besenreisern. Besonders gute Erfolge werden bei den »roten Besenreisern« erzielt.

Operative Behandlung

Venenstripping nach »Babcock«

Es werden heute vielfältige, angeblich immer modernere Operationsverfahren angeboten. Meist handelt es sich um Variationen der so genannten »klassischen Strippingoperation« nach Babcock (1907). Dies ist das älteste, verbreitetste und von den gesetzlichen Krankenkassen finanzierte Behandlungsverfahren in der chirurgischen Entfernung von Krampfadern. Die Strippingoperation setzt sich zum Ziel, die krankhaften Venenanteile zu entfernen. Dabei wird über einen Leistenschnitt der Zugang zwischen der oberflächlichen Sammelvene und der tiefen Beinvene sorgfältig freipräpariert. Die hier einmündenden Seitenäste (Venenstern) werden durchtrennt und unterbunden. So wird die Sammelvene bis zur Einmündung in die tiefe Vene freipräpariert und dann von der tiefen Vene abgesetzt.

Mit Hilfe einer Strippingsonde wird die vordere Sammelvene sondiert. Die Sonde wird dann an einem weiter unten gelegenen Punkt über einen kleinen Hautschnitt wieder ausgeleitet und so kann die »aufgefädelte« Sammelvene gezogen werden.

Heutzutage erfolgt das stadiumsgerechte Stripping der vorderen Sammelvene. Das heißt, dass nach entsprechender Voruntersuchung nur die erkrankten Venenanteile der Sammelvene gestrippt werden. So können zum einen gesunde Venen erhalten bleiben, die eventuell später z. B. für eine Bypassoperation notwendig sind, zum anderen ist das Risiko einer Nervenverletzung des oberflächlichen Hautnervs deutlich reduziert worden. Bei einem kompletten Stripping wird der oberflächliche Hautnerv in bis zu 10 Prozent der Fälle irritiert. Größere Seitenäste der Sammelvene werden heute mikrochirurgisch entfernt (s. Miniphlebektomie S. 60).

Im Bereich der Vene erfolgt lediglich ein kleiner Hautstich von ca. 1 bis 2 mm. Mit speziellen mikrochirurgischen Instrumenten wird der Seitenast »hervorgehäkelt«, um so die erweiterten Venenanteile abschnittsweise zu entfernen. Erkrankte Verbindungsvenen werden über kleinere Schnitte durchtrennt und ebenfalls unterbunden. Da kleinere Seitenäste und Verbindungsvenen beim Ziehen abreißen können wird das Bein, um größere Blutungen zu vermeiden, mit einem Kompressionsverband gewickelt. Zum Einsparen von weiteren Hautschnitten und zur Schonung des umliegenden Gewebes wird heute das so genannte Endostripping durchgeführt.

Kryo- und Endostripping

Es wird hierbei die Sammelvene vom Leistenschnitt aus mit einer Vereisungssonde (Kryosonde) sondiert. Diese Sonde wird bis zum untersten Punkt der erkrankten Sammelvene vorgeschoben. Es folgt die Vereisung der Sammelvene an der Spitze der Sonde und die Stammvene kann wie ein Eiszapfen am unteren Punkt abgebrochen werden und nach innen eingestülpt über den Leistenschnitt wieder herausgezogen werden. In ähnlicher Weise funktionieren die eingesetzten »Endostripper«. Dies sind stabförmige Sonden, die mit Widerhäkchen an der Spitze ausgestattet sind. Diese Sonden werden über einen Leistenschnitt in die erkrankte Sammelvene vorgeschoben. Am unteren Punkt der erkrankten Vene (z. B. unterhalb des Kniegelenks) wird die Vene abgedreht und die aufgefädelte Vene über den Leistenschnitt herausgezogen.

Mit Hilfe der »Endostripper« werden kosmetisch störende Hautschnitte eingespart.

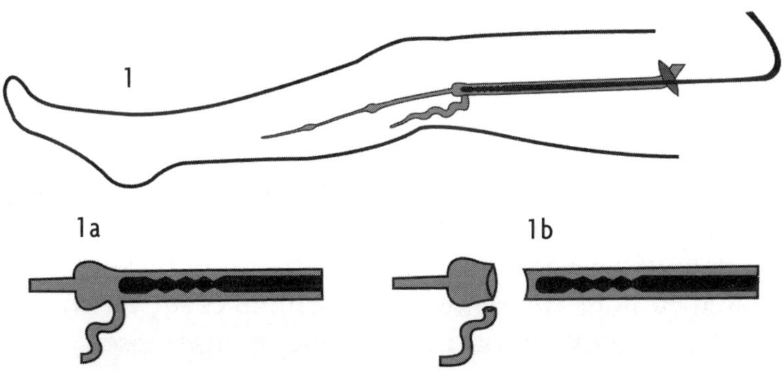

Endostripping/Kryostripping:
Eine stabförmige Sonde (Endostripper oder Kryosonde) wird in die erweiterte vordere Sammelvene über einen kleinen Leistenschnitt vorgeschoben (Abb. 1).
Nach Platzierung der Sonde am untersten Schwachpunkt wird die Spitze der Sonde vereist (Abb. 1a) und anschließend »abgebrochen«. Die an der Sonde anhaftende Sammelvene wird über den Leistenschnitt herausgezogen (Abb. 1b).

Die Vorteile einer Endostripping-Operation liegen auf der Hand – unnötige Hautschnitte werden eingespart und das umgebende Gewebe sowie Nerven, Lymphbahnen und Bindegewebe werden geschont.

Endoluminale Laserbehandlung der Stammvenen

In den letzten Jahren wurden in den USA neue Methoden zur Behandlung von Krampfadern gesucht.

Die Krampfadern werden entweder mit Mikrowellen (VNUS-Closure-Technik) oder mit Hilfe des Lasers (Endoluminale Lasertherapie, ELT) so stark und gezielt erhitzt, dass die innere Venenwand verschmort bzw. gezielt zerstört wird und sich dann vollständig verschließt bzw. durch ein Blutgerinnsel dauerhaft verschlossen wird. Der Eingriff erfolgt vorzugsweise in örtlicher Betäubung (Tumeszenzanästhesie s. S. 75).

Nach Punktion der Sammelvene wird die Laserfaser unter ständiger Ultraschallkontrolle bis in die Leistenregion vorgeschoben. Nach sicherer Platzierung im Bereich des Venensterns wird mit 12 bis 25 Watt Lichtlaserenergie aktiviert und die Laserfaser millimeterweise zurückgezogen. Durch die hohe Hitzeentwicklung kommt es zur Verletzung der Venenwand und zur Bildung eines Blutgerinnsels.

Mit dieser schnittlosen Technik können nicht nur Sammelvenen, sondern auch größere kosmetisch störende Krampfadern behandelt werden. Neueste 4-Jahres-Studienergebnisse zeigen, dass es nur in etwa 10 % der Fälle zu einer »Wiedereröffnung« (Rekanalisierung) der Sammelvene kommt. Langzeitergebnisse stehen jedoch noch aus, um eine direkte Vergleichbarkeit zu einer herkömmlichen Strippingoperation nach Babcock herstellen zu können.

Sollte es jedoch zu einem Rückfall kommen, d.h. die Sammelvene hat sich wieder eröffnet, so ist selbstverständlich entweder eine erneute Lasertherapie bzw. eine Strippingoperation nach Babcock möglich.

Die Vorteile der endoluminalen Lasertherapie liegen auf der Hand. Zum einen besteht nur ein minimales Operationstrauma (Punktionsstelle), zum anderen entstehen keine größeren Hämatome (Blutergüsse), dadurch schnellere Erholung nach der Operation. In aller Regel können die Patienten schon am nächsten Tag wieder ihrer geregelten Arbeit nachgehen. Das Tragen eines Kompressionsstrumpfes ist lediglich für ein bis zwei Wochen notwendig.

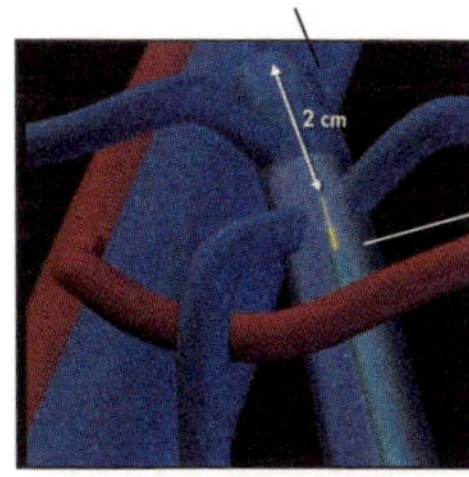

Bild 1

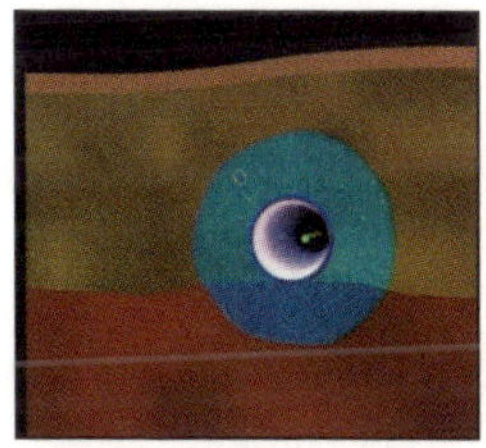

Bild 2

VNUS-Closure

Im Gegensatz zur endoluminalen Lasersklerosierung (ELT) kommt beim VNUS-Closure-Verfahren Mikrowellenenergie zum Einsatz. Die Mikrowellensonden werden in gleicher Weise wie die Lasersonden ultraschallkontrolliert platziert und langsam durch die zu behandelnde Stammvene zurückgezogen. Die Stammvene wird dabei gleichmäßig verschmort.

Welcher der beiden Methoden zukünftig der Vorrang gegeben werden muss, ist heute wissenschaftlich noch nicht geklärt.

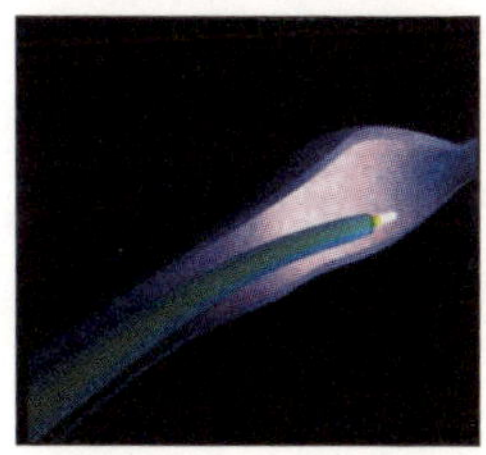

Bild 3

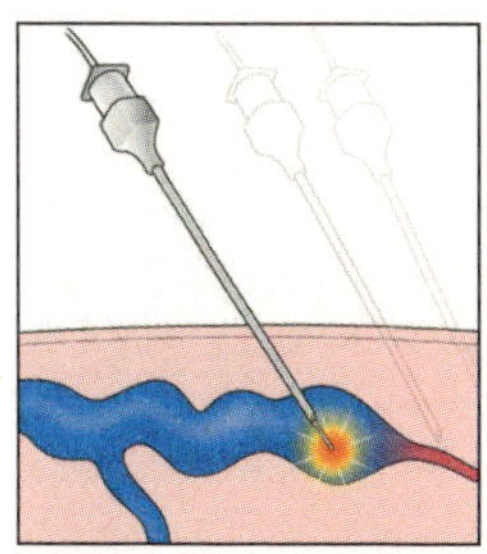

Bild 4

Bild 1: Die Lasersonde wird ultraschallkontrolliert bis etwa 2 cm von der Einmündungsstelle in die tiefe Leistenvene in der Sammelvene vorgeschoben.
Bild 2: Die Laserlichtenergie zerstört punktuell die Gefäßinnenwand.
Bild 3: Unter schrittweisem Zurückziehen der Laserfaser wird die Vene lasersklerosiert.
Bild 4: Kleinere Seitenäste können ebenfalls mit der endoluminalen Lasertechnik behandelt werden.

Die CHIVA-Methode

Die CHIVA-Methode gehört zu den wenigen, modernen Operationsverfahren bei der auf das Entfernen der Sammelvene (Stammvene) verzichtet wird. Das Wort CHIVA ist die französische Abkürzung für ambulante, blutflusskorrigierende Behandlung der Krampfadern. Bei dieser Methode bleiben die Stammvenen im Bein vollständig erhalten und stehen dem Kreislauf weiterhin zur Verfügung (Funktionserhalt). Die CHIVA-Methode setzt eine genaue Kenntnis über den Abfluss des Blutes in den Krampfadern voraus. Wichtigste Voraussetzung für die Operationsmethode ist die routinierte Anwendung der Farbduplex-Doppler-Ultraschalluntersuchung. Das Prinzip der CHIVA-Methode beruht darauf, dass sich Krampfadern zurückbilden können, wenn der falsche Blutfluss ausgeschaltet ist. Wissenschaftliche Untersuchungen der CHIVA-Methode haben gezeigt, dass sich die Venen auf ihren ursprünglichen Durchmesser wieder zurückbilden können und so ein Klappenschluss z. B. in den Sammelvenen, wieder möglich ist. Dieses Ziel kann erreicht werden, indem nach feststehenden Grundregeln diese Venen an bestimmten Stellen durchtrennt werden. Folglich kann das Blut nicht mehr rückwärts in die Krampfadern fließen. Das Blut aus den vielen gesunden Seitenästen kann hingegen in den noch vorhandenen Venen abfließen. Das Blut muss sich nach dem erfolgten Eingriff keine neuen Wege suchen, es ist umgeleitet und der krankhafte Rückfluss in dieser Vene ausgeschaltet. Der Vorgang der Rückbildung der Vene auf ihren ursprünglichen Durchmesser dauert ca. 6 bis 8 Wochen. Während dieser Zeit ist es sehr wichtig, dass der Patient einen speziell für ihn angepassten Kompressionsstrumpf trägt. Die Kompressionsbehandlung sowie dosierte Bewegung, Venengymnastik, Kneipp-Anwendungen und abschwellende Wickel unterstützen die Rückbil-

Die Anwendung der CHIVA-Methode setzt den routinierten Einsatz der Farbduplex-Doppler-Ultraschalluntersuchung voraus.

dung. Genaueres lesen Sie im Kapitel »Selbst aktiv werden« S. 102.

Gelegentlich ist es schwierig, bei der ersten Untersuchung und Operation sämtliche Venenkreisläufe zu erfassen. Deshalb ist es immer notwendig, dass ca. acht Wochen nach der Operation eine erneute Untersuchung, bestmöglich durch den Operateur, erfolgt. Manchmal ist es erforderlich, in einem weiteren Eingriff entsprechende Unterbindungen zur Komplettierung des Operationsergebnisses nachzuholen.

Dies sollten Sie unbedingt wissen.

Das Vorgehen in zwei Schritten hat jedoch auch Vorteile: Bei der so genannten CHIVA-II-Operation, wird der hauptsächlich gestaute Seitenast aus einer Sammelvene über einen kleinen Schnitt freigelegt, von der Sammelvene abgetrennt und unterbunden. Dieses Vorgehen kann in bis zu 70 % der Fälle bewirken, dass sich die krankhafte Flussrichtung (fußwärts) in der Sammelvene wieder normalisiert (herzwärts), die Stauung damit behoben wird und sich der Durchmesser der Sammelvene wieder zurückbildet. So kann eine Schlussfähigkeit der Venenklappen in der Sammelvene bis hin zur Mündungsklappe (Leiste, Kniekehle) wieder hergestellt werden.

Manchmal genügt ein kleiner Schnitt zur Entstauung der Sammelvene.

Die Operation nach CHIVA wird üblicherweise unter örtlicher Betäubung durchgeführt. Das örtliche Betäubungsmittel wird an den Stellen unter die Haut gespritzt, an denen bei der Ultraschalluntersuchung entsprechende Anzeichnungen erfolgten. Falls ein Leistenschnitt erforderlich ist, wird auch hier entweder der Venenstern wie bei der Strippingoperation freipräpariert und durchtrennt oder die vordere Sammelvene wird im Bereich der Einmündung in die tiefe Beinvene unter Belassung des Venensternes doppelt unterbunden.

Vorteile der CHIVA-Methode sind der vollständige Erhalt der Abflusswege des Blutes aus dem Bein, unwesentliche

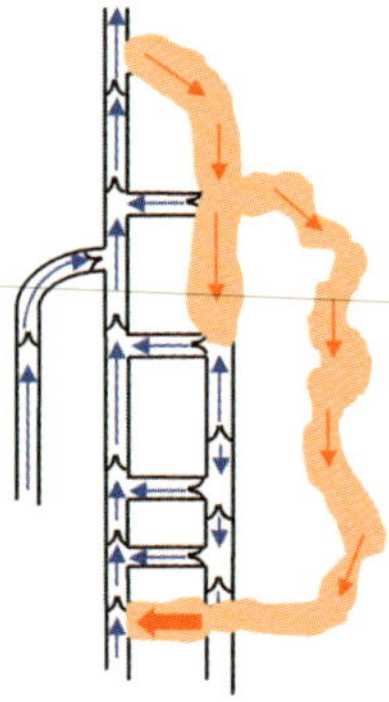

Schematische Darstellung einer erkrankten vorderen Sammelvene und Seitenast.

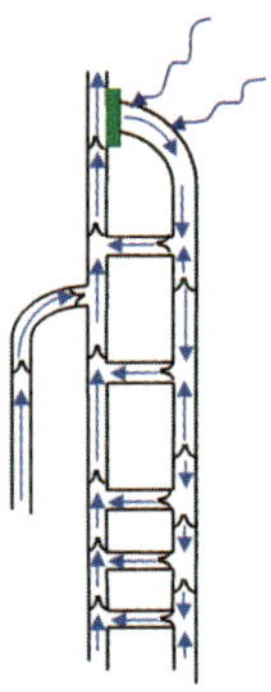

Bei der CHIVA Operation werden einzelne chirurgische Unterbindungen vorgenommen, die zu einer Entlastung der gestauten vorderen Sammelvene und des Seitenastes führen. In etwa 60–70 % der Fälle kann so die Sammelvene erhalten werden.

postoperative Schmerzen, geringeres Operationsrisiko im Vergleich zum Stripping, geringere Verletzung der Weichteile (kein Ziehen der Vene).

Der Eingriff kann fast immer ambulant und in örtlicher Betäubung durchgeführt werden. Daraus resultiert keine oder nur eine kurze Arbeitsunfähigkeit.

Die endoskopische Durchtrennung von Verbindungsvenen

(Endoskopisch selektive Perforansvenendissektion = ESPD)

Bei Patienten mit schweren Hautveränderungen oder sogar einem »offenen Bein« steht heute die endoskopische Durchtrennung der Verbindungsvenen zur Auswahl. Hierbei wird über einen kleinen Hautschnitt oberhalb der betroffenen Hautareale im Bereich des Unterschenkels zunächst ein Sichtrohr (Endoskop) in die tieferen Schichten des Beines vorgeschoben. Zur Erleichterung dieses Vorganges wird aufgrund der modernen Endoskopietechnik Gas (CO_2) in diesen Raum gepumpt – dadurch ist eine bessere Übersicht für den Chirurgen gewährleistet. Bei der Operation werden die erkrankten Verbindungsvenen zwischen tiefer und oberflächlicher Vene gezielt freigelegt, durchtrennt und unterbunden. Sollte der Muskelraum durch die starken Hautveränderungen bereits so eingeengt sein, dass hier erhöhte Druckwerte nachgewiesen werden können, kann mit dieser endoskopischen Technik die »Muskelnische« erweitert werden, um auf diese Weise die Durchblutungsverhältnisse des Beines zu verbessern.

Wissenschaftliche Untersuchungen haben gezeigt, dass es bei dieser durchgeführten Therapie (meist in Kombination mit einer Strippingoperation) zu einem deutlich schnelleren Abheilen von Beingeschwüren kommt.

Häufige Fragen von Patienten

Welche Operationsmethode ist für mich die beste?
Aufgrund der Vielzahl der angebotenen Operationsmethoden ist die Entscheidung nicht immer leicht zu treffen, welche Operationsmethode für den Patienten »die beste« ist.

Grundsätzlich gilt, dass derzeitig lediglich die Kosten für eine Strippingoperation (Endostripping) von den gesetzlichen Krankenkassen bezahlt werden. Unabhängig von Kosten sollte der Erhalt der Stammvenen nicht nur im Hinblick auf evtl. spätere Bypassoperationen an erster Stelle stehen. Das einzige etablierte stammvenenerhaltende Verfahren ist die CHIVA-Methode. Falls CHIVA nicht erfolgreich durchgeführt werden konnte, so besteht immer noch die Möglichkeit, dass später die Stammvene entweder mit dem Laser verschmort oder – wenn auch schwieriger – gestrippt wird. Nicht jeder Venenbefund ist jedoch für eine CHIVA-Operation geeignet.

Achten Sie auf die Zertifizierung Ihres Chirurgen (z. B. Mitglied der Deutschen Gesellschaft für CHIVA).

Steht für Sie das kurzfristige kosmetische Ergebnis an erster Stelle, so ist die Methode nach CHIVA nicht unbedingt zu empfehlen. Hier empfiehlt sich entweder das Endostripping (Kryosonde oder Venenextraktor) in Kombination mit der mikrochirurgischen Entfernung von varikös veränderten Seitenästen, oder noch besser, die Laserverschmorung der Stammvene. Denn oft ist nur eine einzige Punktion (ca. 1 bis 2 mm Narbe) notwendig. Leider gibt es für die Laser-Methode noch keine wissenschaftlichen Langzeitergebnisse (> 4 Jahre), so dass zum gegenwärtigen Zeitpunkt noch keine abschließende Beurteilung abgegeben werden kann. Im schlimmsten Fall kann es »nur« zu einer Wiedereröffnung der Sammelvene kommen, die entweder eine erneute Laseroperation oder eine Strippingoperation notwendig machen. Unter diesem Gesichtspunkt ist die Laser-Methode gerade jungen Patienten oder Frauen, die noch nicht schwanger waren, zu empfehlen.

Wohin fließt das Blut, wenn die Stammvenen entfernt sind?
Das Blut muss sich keinen neuen Weg suchen, weil das Blut in den Krampfadern nach unten, entgegen der natürlichen Flussrichtung (zum Herzen) fließt. Die Operation entfernt lediglich erkrankte Venenabschnitte, die krankhaft gestaut und nutzlos geworden sind. Durch die Entfernung der erkrankten Venenabschnitte kommt es im verbleibenden gesunden Venensystem dadurch zu einem verbesserten Abfluss. Das tiefe Venensystem bleibt in jedem Fall unangetastet und übernimmt problemlos den Rücktransport des Blutes.

Können sich nach der Operation wieder neue Krampfadern bilden?
Vergessen Sie nicht: Die Krampfadererkrankung wird durch verschiedenste Ursachen hervorgerufen (Vererbung, Hormone etc.). Die Ursachen des Krampfaderleidens sind bis heute nicht bekannt. Bei einer Krampfaderoperation werden die zum Zeitpunkt der Operation erkrankten Venenabschnitte entfernt. Die generelle Veranlagung zu einer Krampfadererkrankung kann jedoch mit dem Skalpell nicht entfernt werden.

Hat das Mondzeichen Einfluss auf eine Varizen-Operation?
Die Frage ist schwierig zu beantworten, da aus medizinisch wissenschaftlicher Sicht keine entsprechenden Untersuchungsergebnisse vorliegen. Auch aus eigener Erfahrung konnte ich keine Unterschiede bzgl. Komplikationen (Blutungen, Blutergüsse, Venenentzündungen) oder Operationsergebnissen bei Venenoperationen in den unterschiedlichen Mondphasen feststellen. Nichtsdestotrotz sollten sich Patienten, die sich ansonsten auch an den Mondphasen orientieren, auch in einer für sie günstigen Mondphase operieren lassen.

Der Venentherapie-Check

Stammvenen

Pin-Stripping	Kryo-und Endo-Stripping	Laser-Methode (ELT)	VNUS-Closure	CHIVA-Methode
Über kleine Schnitte im Bereich der Leiste und Unterschenkel werden die erkrankten Stammvenenanteile mit Hilfe einer Spezialsonde gezogen.	Über einen kleinen Schnitt in der Leiste wird die Vereisungssonde bzw. Endosonde in der erkrankten Stammvene bis z. B. in den Unterschenkel vorgeschoben. Die Sonde wird dann an der Spitze tiefgefroren bzw. verhakt sich mit der Stammvene und wird dann über den Leistenschnitt herausgezogen.	Über eine kleine Punktion im Bereich des Unterschenkels wird eine Lasersonde in der erkrankten Stammvene bis kurz vor die Einmündung in die tiefe Vene vorgeschoben. Dabei wird Laserlicht in das Innere der Krampfader gestrahlt. Effekt: Die innere Venenwand verschmort und verschließt sich vollständig.	Eine Sonde wird über einen kleinen Schnitt z. B. im Bereich des Unterschenkels in die erkrankte Stammvene eingeführt und bis an die Einmündung in die tiefe Vene vorgeschoben. Mit Hilfe von Radiowellen wird die Vene erhitzt. Folge: Die Krampfader schrumpft beim Herausziehen des Katheters.	Oberste Prämisse ist die Erhaltung der Stammvene. In einer aufwändigen Ultraschalluntersuchung (CHIVA-Mapping) werden die Flussverhältnisse in den oberflächlichen Venen untersucht. An bestimmten Stellen (evtl. auch Leiste) werden über kleine Schnitte Unterbindungen durchgeführt, so dass die Stammvene entlastet wird. Die erweiterte Stammvene kann sich so erholen und die Klappenfunktion kann wiederhergestellt werden.
Vorteil: Die bewährteste und am häufigsten durchgeführte Krampfaderoperation. Wird meist in Vollnarkose durchgeführt, jedoch auch in örtlicher Betäubung möglich. Durchführung stationär und ambulant.	*Vorteil:* Anerkannte Methode, die von den meisten Venenspezialisten angewandt wird. Weniger Schnitte als beim herkömmlichen Stripping. Operation auch in örtlicher Betäubung möglich. Durchführung ambulant und stationär.	*Vorteil:* Keine Schnitte, Abheilung ohne Narbenbildung, kaum Schmerzen, unblutig, schonend, schnell, Operation in örtlicher Betäubung, Kompressionsstrumpf nur für die Dauer von 7–14 Tagen notwendig, Arbeitsfähigkeit nach 2–3 Tagen.	*Vorteil:* Unblutig, schonend, schnell, ähnlich ELT, Operation in örtlicher Betäubung, Arbeitsfähigkeit nach 2–3 Tagen, Kompressionsstrumpf für 7–14 Tage.	*Vorteil:* Geringes Operationstrauma, in einigen Fällen kann über nur einen kleinen Schnitt eine komplette Erholung der Stammvene erreicht werden, Operation immer in örtlicher Betäubung möglich, Arbeitsunfähigkeit 2–3 Tage.

Pin-Stripping	Kryo-und Endo-Stripping	Laser-Methode (ELT)	VNUS-Closure	CHIVA-Methode
Nachteil: Rückfallrate, d. h. Neubildung von Krampfadern bei ca. 20–30 % nach 10 Jahren. Narbenbildung, Blutungen und Blutergüsse, vermehrte Besenreiserbildung, Arbeitsunfähigkeit 7–14 Tage.	*Nachteil:* Rückfallraten wie beim herkömmlichen Stripping. Blutungen und Blutergüsse geringer als bei Strippingoperation.	*Nachteil:* Langzeitresultate über 5 Jahre nicht bekannt, Rückfallrate (Wiedereröffnung der Stammvene) ca. 10% nach 5 Jahren, Venenentzündung, bzw. gelegentlich ziehende Schmerzen im Venenverlauf.	*Nachteil:* Ähnlich ELT, keine Langzeitergebnisse, Rückfallrate 10 % nach 5 Jahren, nur leichtere Formen des Krampfaderleidens können behandelt werden.	*Nachteil:* Spezialisierte Ultraschallkenntnisse erforderlich, dadurch keine breite Anwendung möglich, häufig mehrere Nachoperationen notwendig, Kompressionsbehandlung für mindestens 6 Wochen postoperativ.
Kosten: Gesetzliche und private Kassen übernehmen die Kosten.	*Kosten:* Gesetzliche und private Kassen übernehmen die Kosten.	*Kosten:* Gesetzliche Kassen übernehmen die Kosten nicht.	*Kosten:* Gesetzliche Kassen übernehmen die Kosten nicht.	*Kosten:* Gesetzliche Kassen übernehmen die Kosten nicht.

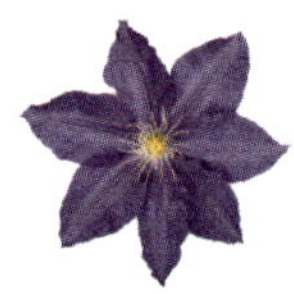

Der Venentherapie-Check

Besenreiser und retikuläre Krampfadern

Schaum- Verödung	Cool-Touch-Laser	Lasermethode (ELT)	Mini-Phlebektomien	E-Sklerosierung
Verfahren: Mit einem Gemisch aus Luft und Verödungsmittel werden die Besenreiser oder kleinen Seitenäste eingespritzt. Eine Entzündungsreaktion führt zu einer Verklebung der Venen.	*Verfahren:* Mit Hilfe eines Hochenergielasers werden die Besenreiser weggeblitzt. Dies geschieht durch gezielte Überwärmung der Gefäße, die sich so auf Dauer verschließen sollen.	*Verfahren:* Das endoluminale Laserverfahren kann auch bei sog. retikulären Krampfadern durchgeführt werden. Die hierfür speziellen Laserfasern werden in die Venen eingeführt und die Krampfadern an mehreren Punkten von innen verkocht.	*Verfahren:* Die zuvor markierten Seitenäste werden über kleine Stiche und mit Hilfe von speziellen »Häkelnadeln« gezogen.	*Verfahren:* Mit Hilfe von zwei verschiedenen Stromarten werden Besenreiser punktuell über eine Goldsonde erhitzt und abschnittsweise verschlossen.

Schaum-Verödung	Cool-Touch-Laser	Lasermethode (ELT)	Mini-Phlebektomien	E-Sklerosierung
Vorteil: Schnelles und Kostengünstiges Verfahren, auch größere Seitenäste können sklerosiert werden, keine örtliche Betäubung notwendig.	*Vorteil:* Schnelles Verfahren, keine Verwendung von chemischen Substanzen, keine Narbenbildung.	*Vorteil:* Gezielte Verschmorung auch größerer Seitenäste, evtl. auch CHIVA-II-OP möglich, unblutig, keine Schnitte, keine Blutergüsse.	*Vorteil:* Kostengünstiges Verfahren, größere Seitenäste können problemlos und dauerhaft entfernt werden.	*Vorteil:* Kein Einsatz chemischer Substanzen, keine Narbenbildung oder Hautveränderungen (Flecken).
Nachteil: Besenreiser kommen in über 50% der Fälle wieder, vorübergehende, gelegentlich auch bleibende Verfärbungen der Haut.	*Nachteil:* Nur sog. rote Besenreiser können behandelt werden, Pigmentstörungen möglich, Rückfallquote bei über 50 %.	*Nachteil:* Örtliche Betäubung notwendig, hohe Materialkosten, hoher technischer Aufwand, Rückfallquoten bisher nicht bekannt.	*Nachteil:* Örtliche Betäubung notwendig, verbleibende Narben, Blutergüsse.	*Nachteil:* Zeitaufwändiges Verfahren, Behandlung größerer Flächen schwierig, Rückfallquote bei »blauen« Besenreisern über 50 bis 70 %.
Kosten: Keine Kassenleistung, Preis pro Sitzung.	*Kosten:* Keine Kassenleistung.	*Kosten:* Keine Kassenleistung.	*Kosten:* Wird von den Kassen bei medizinischer Indikation übernommen.	*Kosten:* Keine Kassenleistung.

Ambulante oder stationäre Venenoperation?

Durch den zunehmenden Kostendruck in unserem Gesundheitssystem verschieben sich immer mehr Operationen aus dem stationären in den ambulanten Bereich. Verständlich, da die Kosten für eine beispielsweise stationäre Krampfaderoperation um ein Vielfaches höher liegen als für eine ambulant durchgeführte Operation.

Folgende Kriterien müssen bei einer geplanten, ambulanten Krampfaderoperation (Strippingoperation) unbedingt erfüllt sein:

★ Der Patient sollte generell gesund sein, d. h. es liegen momentan keine wesentlichen Begleiterkrankungen vor.
★ Eine häusliche Versorgung bzw. Betreuung ist rund um die Uhr gewährleistet, einschließlich telefonischer Erreichbarkeit.
★ Die räumliche Entfernung zwischen Praxis/Klinik und Wohnort des Patienten sollte nicht mehr als 20 Autominuten betragen.

Idealerweise sollte Ihr Venenchirurg über die Möglichkeit des ambulanten wie auch stationären Operierens verfügen.

Sind ein oder sind sogar mehrere Kriterien nicht erfüllt, so sollte einer stationären Behandlung der Vorrang gegeben werden. Die Einführung schonender bzw. minimal invasiver Behandlungsmethoden ermöglichen eine bessere Umsetzung einer ambulanten Venenoperation. Leider werden gerade diese Methoden von den gesetzlichen Kassen nicht übernommen. Auch die immer risikoärmeren Narkoseverfahren (örtliche Betäubung bzw. Tumeszenzanästhesie, s. S. 75) ermöglichen eine Ausweitung der ambulant durchführbaren Venenoperationen. Idealerweise sollte Ihr Venenchirurg über die Möglichkeit des ambulanten wie auch stationären Operierens (z. B. Belegarzt) verfügen, so dass für Sie die richtige Art der Versorgung ausgewählt werden kann. Informieren Sie Ihren Hausarzt über die ambulant geplante Venenoperation, so kann sich Ihr Hausarzt darauf einstellen und sich bei Rückfragen rechtzeitig mit dem Chirurgen in Verbindung setzen.

Narkose bei der operativen Krampfaderbehandlung

Durch die moderne Farbduplex-Doppler-Ultraschalluntersuchung kann die Krampfaderoperation heute in einem Großteil der Fälle in örtlicher Betäubung erfolgen. So kann in vielen Fällen die risikoreichere Voll- oder Rückenmarknarkose umgangen werden. Besonders gut lässt sich in örtlicher Betäubung die Operationsmethode nach CHIVA durchführen, da hier die vordere oder hintere Sammelvene nicht gezogen werden muss. Aber auch beim Ziehen (Stripping) oder der »Laserverschmorung« (ELT) der Stammvenen kann der Eingriff gut in örtlicher Betäubung – begleitend mit einer leichten Schlaftablette – durchgeführt werden. Bevorzugtes örtliches Betäubungsverfahren ist heute die »Tumeszenzanästhesie« (lat. tumeszere = verteilen). Bei dieser örtlichen Narkosemethode werden größere Mengen hochverdünnter Lösung eines lokalen Betäubungsmittels in die zu betäubenden Hautareale eingespritzt. Die Injektionen erfolgen zum Teil wie bei der Laserbehandlung der Sammelvene unter Ultraschallkontrolle, so dass das Betäubungsmittel nur an den notwendigen Stellen injiziert wird. Die Einspritzung wird idealerweise durch eine automatische Spritzpumpe durchgeführt, die eine gleichmäßige Verteilung der lokalen Betäubungsmittellösung gewährleistet. Möchte ein Patient unter gar keinen Umständen eine örtliche Betäubung oder sprechen medizinische Gründe gegen eine örtliche Betäubung, wie z. B. eine Voroperation im Bereich der Leiste, oder handelt es sich um einen fettleibigen Patienten, so muss der Eingriff in Voll- bzw. Rückenmarknarkose erfolgen. Die endoskopische Durchtrennung von Verbindungsvenen muss in jedem Fall entweder in Rückenmark- oder Vollnarkose erfolgen.

Die Injektionen erfolgen zum Teil wie bei der Laserbehandlung der Sammelvene unter Ultraschallkontrolle.

Hilfe aus der Medizin und der Naturheilkunde

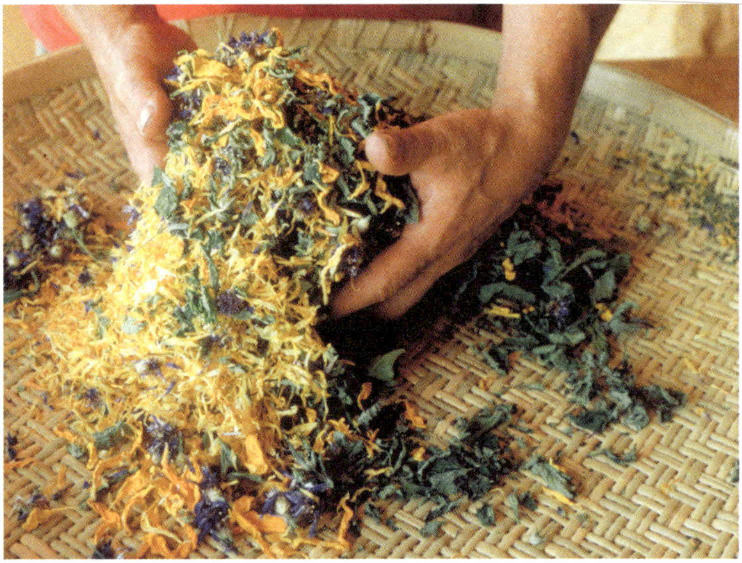

Medikamentöse Therapie des Venenleidens

Eine medikamentöse Therapie kann niemals die alleinige Therapieform sein!

Zur Behandlung von Krampfadern und Venenbeschwerden werden unzählige Medikamente angeboten. Grundsätzlich können Medikamente zwar die Beschwerden lindern und evtl. Komplikationen zur Abheilung bringen, die ursprüngliche Erkrankung können sie jedoch nicht heilen. Medikamente stellen nur eine Zusatzbehandlung dar und können in keinem Fall die eigentliche Therapie ersetzen.

Zur Behandlung von Venenerkrankungen stehen innerlich und äußerlich anzuwendende Medikamente zur Verfügung.

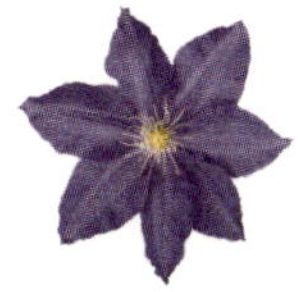

Nach ihren Wirkprinzipien unterscheidet man grundsätzlich mehrere Gruppen von Arzneistoffen:

Präparate zur Venentonisierung (Venentonika)

Wirkungsweise direkt an den Venenwänden.

Venentonika führen zur Anspannung der Venenwände, wodurch der Durchmesser der Gefäße kleiner wird und dadurch das Blut schneller fließen kann. Durch die Anspannung in der Gefäßwand verkleinern sich auch die Gefäßporen, wodurch weniger Flüssigkeit aus der Vene herausgepresst werden kann.

In diese Medikamentengruppe wird das Dihydroergothamin eingestuft. Aufgrund der Einwirkung auf Venen und Arterien sollte dieser Wirkstoff nicht während einer Schwangerschaft, bei ernsten Herzerkrankungen, Bluthochdruck und Durchblutungsstörungen verordnet werden.

Ebenfalls gefäßverengend wirkt die Medikamentengruppe der Sympatomimetika. Diese Arzneistoffe wirken ähnlich wie das körpereigene Adrenalin und verengen deswegen gleichzeitig Venen und Arterien. Diese Medikamente werden aufgrund der Nebenwirkungen nur in Ausnahmefällen beim Venenpatienten eingesetzt.

Medikamente zum Schutz vor Ödemen

In diese Medikamentengruppe werden vor allem Mittel mit überwiegend pflanzlichen Wirkstoffen eingeordnet. Sie haben keine starke Wirkung auf den übrigen Organismus. Leider ist die Wirkung auf die Venen im Allgemeinen nur schwach ausgeprägt. Diese Medikamente sind nicht nur beschränkt auf die Behandlung von venösen Schwellneigungen (Ödemen), sondern können ebenso bei Schwellungen nach Verletzungen eingesetzt werden.

Buchweizen-Rutosid

Eine wahllose Höherdosierung des Medikaments sollte vermieden werden.

Flavonoide sind halbsynthetisch aus Pflanzeninhaltsstoffen hergestellt und werden zur innerlichen Behandlung angeboten. Der bekannteste Vertreter ist das Rutosid. Die Therapie sollte über einen längeren Zeitraum durchgeführt werden, um eine bestmögliche Wirkung zu erreichen. Die Präparate sind nahezu frei von unerwünschten Nebenwirkungen. Eine wahllose Höherdosierung des Medikaments sollte vermieden werden, da bei Überdosierung ein Wirkverlust eintreten kann. In den ersten drei Monaten einer Schwangerschaft sollte das Medikament nicht eingenommen werden.

Rosskastanienextrakt – Aescin

Der bekannteste und bedeutendste Vertreter der Ödemprotektiva (Protektion bedeutet Schutz) ist das Aescin, das in hoher Konzentration aus dem Samen der Rosskastanie gewonnen wird. Die Wirkstoffe der Rosskastanie werden als Extrakt angewendet. Nachdem es bei oraler Aufnahme des Rosskastanienextraktes zu Magenbeschwerden kommen kann, empfehlen wir das Medikament zu den Mahlzeiten einzunehmen. Die Wirkung ist aber deutlich geringer als bei der innerlichen Einnahme.

Das Rosskastanienextrakt wird häufig auch in Salben- oder Gelform angeboten.

Mäusedorn – Ruscin

Ein weiterer Vertreter aus der Gruppe der Ödemprotektiva ist der Stechende Mäusedorn (Ruscus aculeatus). Der Stechende Mäusedorn enthält entzündungshemmende Wirksubstanzen, die speziell auf das Venensystem einwirken.

Enzyme

Enzyme helfen entzündliche Stoffwechselprodukte beschleunigt abzubauen, wie beispielsweise bei einer Venenentzündung. Durch die Einnahme verbessert sich ebenfalls die Fließfähigkeit des Blutes.

Entwässernde Medikamente (Diuretika)

Die Substanzgruppe der entwässernden Medikamente (Diuretika) umfasst mehrere Medikamente, die hauptsächlich ihre Wirkung auf die Niere haben. Diuretika führen zu einer verstärkten Durchlässigkeit der Niere und dadurch zu einer Ausschwemmung von Flüssigkeit aus dem Körper. Durch den verstärkten Flüssigkeitsverlust über die Niere kommt es zu einer Konzentrierung des Blutes, d.h. das Blut wird dickflüssiger. Aufgrund der Bluteindickung wird verstärkt Flüssigkeit aus dem Gewebe in die Gefäße aufgenommen, um wieder eine normale Konzentration des Blutes zu erreichen. Nachdem Patienten mit Krampfadern zu Thrombosen und oberflächlichen Venenentzündungen neigen, dürfen entwässernde Medikamente nur unter strenger ärztlicher Kontrolle eingesetzt werden. Häufig werden Entwässerungsmedikamente bei Herzschwäche oder bei einer Bluthochdruckerkrankung eingesetzt, da es durch die Entwässerung zu einer Entlastung des Herz-Kreislauf-Systems kommt.

Diuretika dürfen nur unter strenger ärztlicher Kontrolle eingenommen werden.

Medikamente mit entzündungshemmender und schmerzstillender Wirkung (Antiphlogistika/Analgetika)

Venenentzündungen können sehr schmerzhaft sein, weswegen gerade im Anfangsstadium der Venenentzündung Schmerzmittel die Beschwerden lindern können. Die bewährtesten Wirkstoffe sind Acetylsalicylsäure (z.B. Aspirin®), Indometacin sowie Diclofenac (Voltaren®). Gleichzeitig besitzen diese Wirksubstanzen eine entzündungshemmende Komponente und führen in dieser Kombinationswirkung sehr rasch zur Beschwerdefreiheit.

Medikamente zur Veränderung der Gerinnungsfähigkeit des Blutes

Die Thromboseprophylaxe wird heute mit einer täglichen Heparinspritze durchgeführt.

Das Risiko ein Blutgerinnsel zu entwickeln, ist bei einem bestehenden Krampfaderleiden deutlich erhöht. Durch den erweiterten Gefäßdurchmesser kommt es zu einer Verlangsamung der Blutströmung, weswegen die Gerinnungsbereitschaft des Blutes zunimmt. Die Blutgerinnung ist ein komplizierter Vorgang, der über eine Kaskade von Gerinnungsfaktoren gesteuert wird. Mit verschiedenen Medikamenten kann an bestimmten Stellen in diesen Prozess eingriffen werden, so dass die Gerinnbarkeit des Blutes herabgesetzt wird. Dies geschieht im Falle der Thromboseprophylaxe beispielsweise vor, während, nach Operationen oder bei längerer Bettlägerigkeit. In diese Gruppe gehört die Substanz Heparin. Inzwischen können Heparine sogar zur Therapie von tiefen Beinvenenthrombosen eingesetzt werden.

Marcumar wird bei einer länger andauernden Blutverdünnung eingesetzt.

Die bekannteste Substanz zur Blutverdünnung sind die Wirkstoffe aus der Gruppe der Cumarine (Marcumar®). Die Wirkung auf die Blutgerinnung ist ausgesprochen stark, weswegen die Dosierung exakt unter ärztlicher Anleitung durchgeführt werden muss und regelmäßige Blutkontrollen notwendig sind. Eine Veränderung der Dosierung oder die Einnahme weiterer Medikamente darf nur in Abstimmung mit dem behandelnden Arzt stattfinden.

Cumarine werden hauptsächlich zur Behandlung von Thrombosen eingesetzt. Es wird somit verhindert, dass es bei einer bestehenden Thrombose folglich zu einer weiteren und erneuten Blutverklumpung und Thrombenneubildung kommt. Gleichzeitig kommt es durch die Blutverdünnung zu einer Beschleunigung des Blutflusses, die wiederum den körpereigenen Abbau von Blutgerinnseln beschleunigt. Da die Wirkung der Cumarine nicht sofort einsetzt, muss bei einer diagnostizierten Beinvenenthrombose zunächst mit den schnell wirksamen Heparinen die Blutverdünnungstherapie begonnen werden um eine sofortige Blutverdünnung zu erzielen. Gleichzeitig wird die Therapie mit Cumarinen begonnen. Ist nach einigen Tagen die Wirkung des Cumarins voll ausgebildet, so kann das Heparin abgesetzt werden. Bei einer Dauerbehandlung mit Arzneistoffen, die die Blutgerinnung herabsetzen (Antikoagulantien) wird die Blutgerinnungsfähigkeit regelmäßig durch Ihren Arzt kontrolliert.

Marcumar-Patienten müssen den Marcumarpass ständig bei sich tragen!

Bei einer dauerhaften Einnahme von Marcumar® wird von dem Patienten ein so genannter Marcumarpass ständig mitgeführt. In diesem wird die tägliche Dosis an Marcumar® sowie entsprechend regelmäßig kontrollierte Gerinnungsparameter eingetragen. Besonders gefährdet sind Patienten, die in einer Dauermedikation von Cumarinen stehen, insbesondere beim Auftreten von größeren Verletzungen oder Blutungen.

In die Gruppe der gerinnungshemmenden Medikamente gehören auch die Fibrinolytika, die bereits geronnenes Blut wieder auflösen können. Diese Medikamente werden heute vor allem zur Behandlung von frischen ausgedehnten Lungenembolien eingesetzt. Durch den Einsatz dieser starken Medikamente ist es möglich, Patienten aus dieser lebensbedrohlichen Situation zu helfen. Die Fibrinolysetherapie ist eine aufwändige und komplizierte Therapieform, die nur unter intensivmedizinischer Betreuung im Krankenhaus vorgenommen werden darf.

Heilpflanzen

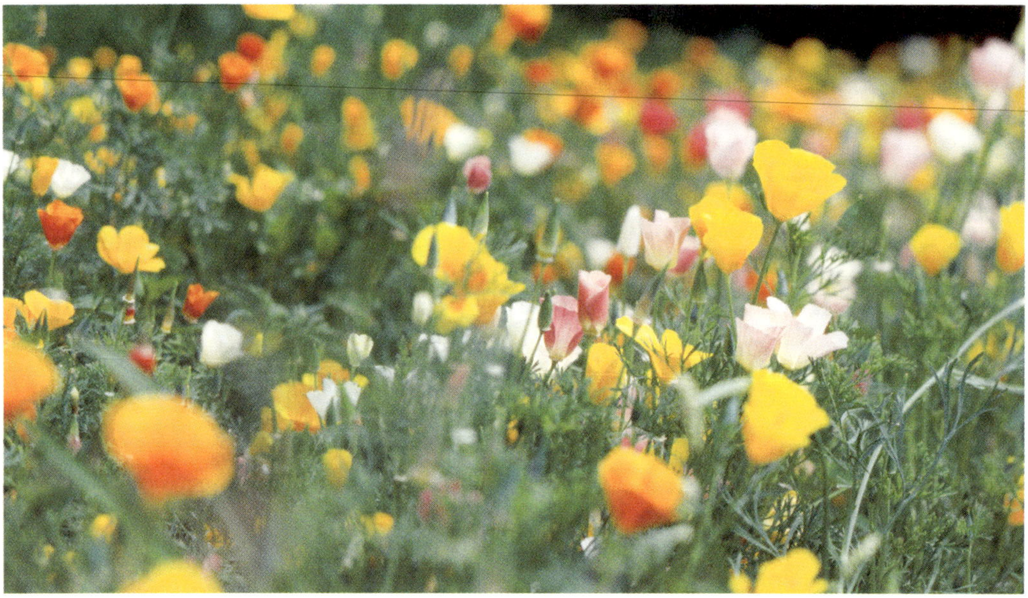

»In der Apotheke Gottes ist für jede Krankheit ein Kraut gewachsen.«

Sebastian Kneipp

Das Wissen um die Heilkräfte der Pflanzen gehört zu den ältesten Bereichen der Medizin. Die Verwendung bewährter Heilpflanzen zur Linderung von Beschwerden basiert auf eine jahrtausendealte Erfahrungsheilkunde. Inzwischen sind viele der Wirkungen wissenschaftlich untersucht und bestätigt worden. Die Verwendung der Heilpflanzen ist vielseitig – ob als Tee, Tinktur, Salbe, Ölansatz, Bade- oder Wickelzusatz sind sie stets wertvolle Begleiter. Zu diesen natürlichen Verwendungsformen gesellt sich noch ein vielfältiges Angebot an Medikamenten mit pflanzlichen Wirkstoffen (Phytopharmaka).

Tipp

Bei innerlicher Anwendung, ob mit Tee oder Phytopharmaka, erzielen Sie den besten Effekt, wenn die Einnahme kurmäßig über einen längeren Zeitraum durchgeführt wird. Hierbei kann eine gleichmäßige und großflächige Verteilung auf das Gefäßsystem erfolgen.

Die Natur bietet eine Menge Hilfreiches für unsere Gesundheit und unser Wohlbefinden an.

Nutzen Sie die Kraft der Heilpflanzen.

Die Vorzüge der Heilpflanzen auf die Venen liegt hauptsächlich in einer gefäßstärkenden und entzündungshemmenden Wirkung, einer Verbesserung der Elastizität der Venenwände und einer ödemreduzierenden Heilweise.

Qualität ist wichtig

Achten Sie beim Kauf auf gute Qualität. Empfehlenswert ist kontrolliert biologische Ware oder Apothekenqualität. Als Einzeltees kommen vorrangig Steinklee oder Buchweizen in Frage.

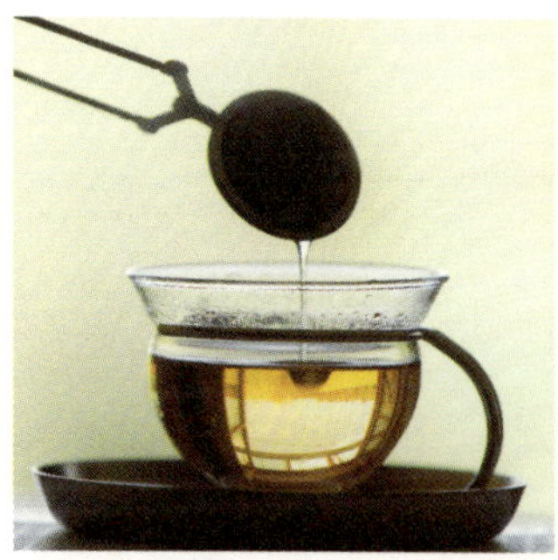

Sinnvoll sind Venenteemischungen, bei denen die »Venenklassiker« häufig ergänzt werden mit Heilpflanzen wie beispielsweise Weißdorn, Schafgarbe, Rosskastanienblätter, Ringelblume, Rosenblätter oder sonstigen individuell gewählten Heilpflanzen (Bezugsadressen siehe Anhang).

Unserer Meinung nach sollte eine Venenteemischung auch das Kriterium »angenehmer Geschmack« erfüllen, denn nur so ist gewährleistet, dass man den Tee auch gerne trinkt. Übrigens: Was gesund ist, darf auch schmecken!!

Tipp

Schenken Sie den Pflanzen den Respekt und die Achtung, die sie verdienen. Um Sebastian Kneipp zu zitieren: »Getrunken wird Tee in kleinen Schlucken, in größtmöglicher körperlicher und seelischer Ruhe und einer inneren Verfassung, die auf Verbesserung der Situation und Heilung eingestellt ist.«

Heilpflanzen und ihre Wirkung

Verbesserung der Elastizität der Venenwände (venentonisierend), »gefäßstärkende« und entzündungshemmende Heilwirkung

Bezeichnung	Lat. Bezeichnung	Verwendetes Pflanzenteil	Verwendung	Zubereitung	Bewertung
Arnika	Arnica montana	Blüten	*Innerlich:* Bewährtes Wundheilmittel der Homöopathie. Als Tee weniger empfehlenswert. *Äußerlich:* Tinktur (für Umschläge, Kompressen), Salbenwirkstoff.	Für Umschläge die Arnikatinktur unbedingt mit Wasser verdünnen 1:5 bis 1:9.	Empfehlenswert bei venösen Stauungssyndromen, Blutergüssen, Prellungen, Verstauchungen. *Vorsicht:* bei einer Überempfindlichkeit gegenüber Korbblütlern Allergiegefahr! Besonders erfolgreich als homöopathisches Mittel bei Venenproblemen und nach Operationen (s. S. 87).
Buchweizenkraut	Fagopyrum esculentum	Blätter und Blüten	*Innerlich:* Phytopharmaka, Tee	2 TL mit $^1/_4$ l siedendem Wasser übergießen, etwa 10 Min. ziehen lassen, am besten kurmäßig für einen Zeitraum von 4 bis 8 Wochen 2 bis 3 Tassen täglich. Tabletten nach Vorschrift.	Sinnvoll bei venösen Beschwerden. *Vorsicht:* Fagopyrin macht lichtempfindlich ähnlich wie Johanniskraut (Risiko phototoxischer Effekte).
Hamamelis (Virginische Zaubernuss)	Hamamelis virginiana L.	Laubblätter und die Rinde	*Innerlich:* Tee oder Homöopathika *Äußerlich:* Umschlagmittel, Hamamelishydrolat für Umschläge pur verwenden oder als Feuchtigkeitsspender vor Öleinreibungen. Salbenwirkstoff.	Als Umschlagmittel (5–10 g auf 250 ml Wasser) oder als Hydrolat unverdünnt.	Empfehlenswert in der Homöopathie als Wundheilmittel, als Hydrolat oder in Salben zur Venenpflege, bei Hämorrhoiden sowie Hauterkrankungen.

Bezeichnung	Lat. Bezeichnung	Verwendetes Pflanzenteil	Verwendung	Zubereitung	Bewertung
Mäusewurzelstock	Ruscus aculestus L.	Wurzelstock	Arzneipflanze 2002. *Innerlich:* Phytopharmaka *Äußerlich:* Noch wenig Erfahrungswerte vorhanden.	Einnahme nach Vorschrift.	Positive Ergebnisse als Phytopharmaka bei chron. venöser Insuffizienz und venösen Befindlichkeitsstörungen wie Schwere, Schwellungen, Juckreiz und Schmerzen.
Rosskastanie	Aesculus hippocastanum L.	Blätter und Samen (beste Ergebnisse!)	*Innerlich:* Phytopharmaka, Tee mit Rosskastanienblättern (wesentlich geringere Wirksamkeit als der Samen). *Äußerlich:* Weiterverwendung als Essenz für Umschläge, als Badezusatz, als Salbenwirkstoff oder als Mehl für Umschläge (s. S. 157).	Phytopharmaka nach Vorschrift Teezubereitung: 1 TL auf $^{1}/_{4}$ l siedendes Wasser, 10 Min. ziehen lassen.	Nachweisliche Besserung bei Ödemen, Schmerzen, Juckreiz, Schweregefühl, Beinvolumen. Lassen Sie sich in Ihrer Apotheke beraten zur individuellen Auswahl des richtigen Mittels. Bessere Verträglichkeit bei Einnahme zum Essen. *Vorsicht:* Wechselwirkung mit Marcumar®. Bitte Arzt befragen! Keine Probleme bei Einnahme in Schwangerschaft und Stillzeit bekannt.
Steinkleekraut	Melilotus officinalis Melilotus altissima	Blätter und blühende Zweige	*Innerlich:* Phytopharmaka Tee – empfehlenswerte Heilpflanze. *Äußerlich:* Kompressen, Waschungen, Kräuterkissen, Salben.	1 bis 2 TL mit $^{1}/_{4}$ l kochendem Wasser überbrühen, 10 Min. ziehen lassen. Kurmäßig 2 bis 3 Tassen täglich trinken. Für Umschläge Leinentuch mit frischem Tee tränken oder ein Steinkleekräutersäckchen herstellen (s. S. 158).	Gute Erfolge bei chronischen oder entzündlichen Venenleiden und oberflächlichen Thrombosen als innerliche Einnahme. *Vorsicht:* Bei zu hoher Dosis Kopfschmerz und Benommenheit aufgrund des Gehalt an Cumarin möglich.
Weinrebenblätter	Vitis vinifera L.	Laubblätter	*Innerlich:* Phytopharmaka	Einnahme nach Vorschrift.	Verbesserung beim beginnenden Venenleiden nach mehrwöchiger Behandlung.
Weintraubensamen	Vitis vinifera L.	Samen	*Innerlich:* Phytopharmaka	Einnahme nach Vorschrift.	Erfolge bei peripheren Venenleiden nach mehrwöchiger Einnahmedauer.

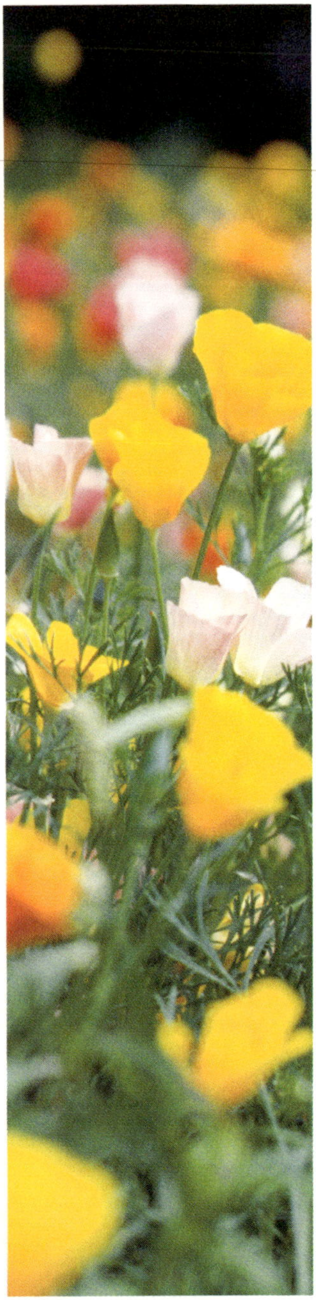

Homoöpathie

Dr. Samuel Hahnemann (1755–1843) ist der Begründer der Homöopathie, was soviel bedeutet wie »Heilen mit Ähnlichem«. Ziel der Homöopathie ist eine Unterstützung des Körpers in einer gezielten Aktivierung der eigenen Selbstheilungskräfte. Nicht nur während Schwangerschaft und Stillzeit bieten die homöopathischen Arzneien eine optimale Hilfestellung. Neben den im Folgenden aufgezählten Arzneien kommen vor allem aber auch Konstitutionsmittel zum Einsatz, die das Wohlbefinden im ganzheitlichen Sinne beeinflussen. Wegzaubern kann auch die Homöopathie keine erweiterten Venen, aber die Beschwerden werden gelindert. Im Vordergrund stehen dabei die Hochpotenzen, die aber ausschließlich von entsprechenden Fachpersonen verordnet werden können. Es bedarf einer genauen Kenntnis der homöopathischen Arzneibilder um erfolgreich zu arbeiten.

Unsere beschriebenen Mittel stellen eine Hilfe zur Selbsthilfe dar, ersetzen aber auf keinen Fall einen Therapeuten oder den Besuch beim Arzt.

Homöopathische Arzneien sollten immer streng nach der Simile-Regel (Ähnlichkeitsprinzip) nach Hahnemann angewendet werden. Wählen Sie von den aufgelisteten Arzneien das Arzneimittel aus, in dem sich Ihr Beschwerdebild wiederfindet. *Nehmen Sie von der Arzneipotenz C 6 oder D 12 täglich zweimal fünf Globuli ein, möglichst auf nüchternen Magen. Bei akuten Beschwerden kann die Tagesdosierung auf eine sechsmalige Arzneieinnahme erhöht werden.*

Die Arzneieinnahme wird beendet, wenn die Beschwerden sich gebessert haben. Sollte innerhalb einer Woche keinerlei Änderung Ihres Beschwerdebildes eingetreten sein, wird die Einnahme ebenfalls beendet. Es kann eine besser ausgewählte Arznei gesucht werden, dazu holen Sie am besten den Rat eines erfahrenen Homoöpathen ehe Sie mehrere Mittel selbst »ausprobieren«.

Homöopathische Arzneien bei Venenproblemen

Arnica C 6/D 12 – Arnika, Bergwohlverleih
Gemütsverfassung: Fleißige, strebsame, körperlich und geistig aktive Person. Spielt die Beschwerden herunter.
Leitsymptome: Folge von körperlicher Überanstrengung; Gefühl, als wenn das Bett zu hart wäre; Zerschlagenheitsgefühl; Neigung zu Hämatomen; nach Operationen.
V – geringste Berührung, Bewegung, Ruhe
B – Liegen, Kopftieflage

Graphites C 6/D 12 – Reißblei
Gemütsverfassung: Unentschlossene Person mit mangelnder Antriebskraft.
Leitsymptome: Varizen im Analbereich mit brennenden Hämorrhoiden; starker Juckreiz; Verstopfung.
V – Wärme, nachts, Kratzen
B – frische Luft, Berühren

Hamamelis C 6/D 12 – Zaubernuss
Bewährte homöopathische Arznei bei Venenbeschwerden
Leitsymptome: Bläuliche, leicht entzündliche Varizen; Vulvavarizen; Zahnfleisch- und Nasenbluten; Hämorrhoiden.
V – warme, feuchte Luft
B – nicht bekannt

Lachesis C 6/D 12 – Gift der Buschmeisterschlange
Gemütsverfassung: Redselige, temperamentvolle Person, aber morgens traurig.
Leitsymptome: Neigung zum Bluthochdruck; purpurne, bläuliche Varizen mit einblutenden Stellen; variköse Ulzera.
V – nach dem Schlaf, links, Einschnürung
B – Wärme

Lycopodium C 6/D 12 – Bärlapp
Gemütsverfassung: Melancholisch, rechthaberisch, überspielt mangelndes Selbstvertrauen, frühes Ergrauen.
Leitsymptome: Leberflecken; neigt zu Blähungen und Hämorrhoiden; Neigung zur Venenentzündung; heftiges Jucken der Haut mit nesselsuchtartigem Ausschlag.
V – 16^{00}–20^{00} Uhr, rechts, Hitze, warmes Zimmer
B – nachts, langsames Bewegen

Pulsatilla C 6/D 12 – Küchenschelle
Gemütsverfassung: Weinerlich, trostbedürftig, anhänglich, Stimmung wie Aprilwetter.
Leitsymptome: Unverträglichkeit von schweren Speisen; neigt zu Akne; schwere und müde Beine; Beschwerden schlimmer beim Hängenlassen der Extremität.
V – drinnen, morgens und abends, Hinlegen
B – draußen, frische Luft, Trost, kalte Anwendungen, Ausziehen
(in der Schwangerschaft nur in hohen Potenzen)

Sanguinaria C 6/D 12 – Kanadische Blutwurzel
Leitsymptome: Hitzige Personen mit Wangenröte und Bluthochdruck; Brennen von Handflächen und Fußsohlen; rote fleckige Varizen.
V – rechts, Bewegung, Berührung
B – Schlaf

Sepia C 6/D 12 – getrocknete Tinte des Tintenfisches
Gemütsverfassung: Reizbarer, intellektueller Mensch, traurig, fürchtet Einsamkeit.
Leitsymptome: Neigt zu Herpesinfektionen; Ruhelosigkeit und Schweregefühl in den Beinen; Varizen im Genitalbereich.
V – morgens, abends, durch Kälte, links
B – Wärme, heißes Bad, Saures, Bewegung, Musik
(in der Schwangerschaft nur in hohen Potenzen)

Zincum C 6/D 12 – Zink
Leitsymptome: Nervös wirkende Person, kann nicht stillstehen; Beine müssen in Bewegung sein; empfindliche Fußsohlen; Ameisenlaufen; dicke große Krampfadern; Abneigung gegen Fleisch, Fisch, Süßes.
V – abends, Weißwein
B – nicht bekannt

C 6 / D 12 2-mal täglich 5 Globuli, bei starken Beschwerden 6-mal täglich.
V = Verschlimmerung
B = Besserung

Schüßler-Salze

Die Bedeutung von Mineralstoffen für den menschlichen Organismus wird in letzter Zeit immer mehr erkannt. Der Arzt und Homöopath Wilhelm Heinrich Schüßler entwickelte eine besondere Art von Mineralstoffen für den Menschen. Es hat ihre Zusammensetzung erforscht und auf eine ganz bestimmte Verdünnung festgelegt, damit sie der Körper bis in die Zellen aufnehmen kann. Seine Lehre beruht im Wesentlichen darauf, dass Krankheiten durch einen Mangel bestimmter Mineralstoffe entstehen. Die Mineralstoffe sind für den Organismus die »Betriebs- und Aufbaustoffe«. Es gibt momentan 24 verschiedene Schüßler-Salze.

Geeignete Salze beim Venenleiden:

- ★ Nr. 1 Calcium fluoratum D 12 – für die Elastizität der Gefäßwandungen (7 Tabl. tägl.)
- ★ Nr. 4 Kalium chloratum D 6 – verbessert die Fließfähigkeit des Blutes (10 Tabl. tägl.)
- ★ Nr. 9 Natrium phosphoricum D 6 – Neutralisierung der Säure (20 Tabl. tägl.)
- ★ Nr. 10 Natrium sulfuricum D 6 – Abbau von Schlackenstoffen (10 Tabl. tägl.)
- ★ Nr. 11 Silicea D 12 – verbessert die Stabilität des Bindegewebes (7 Tabl. tägl.)

Empfehlungen:

Krampfadern allgemein

- ★ Nr. 1 Calcium fluoratum, Nr. 4 Kalium chloratum, Nr. 9 Natrium phosphoricum, Nr. 11 Silicea

Schmerzzustände

- ★ Nr. 1 Calcium fluoratum, Nr. 3 Ferrum phosphoricum

Vorbeugung

- ★ Nr. 1 Calcium fluoratum, Nr. 4 Kalium chloratum, Nr. 7 Magnesium phosphoricum, Nr. 9 Natrium phosphoricum, Nr. 11 Silicea, Nr. 23 Natrium bicarbonicum
  Diese Mineralstoffkombination ist als Salbe auf dem Markt.

Nach Operationen

- ★ Nr. 11 Silicea, Nr. 3 Ferrum phosphoricum, Nr. 5 Kalium phosphoricum, Nr. 8 Natrium chloratum

Einige Mittel verlangen eine längere Einnahmedauer. Eine individuell abgestimmte Behandlung mit der Mineralstofftherapie nach Dr. Schüßler erfordert sicherlich den Rat und eine individuelle Dosierung eines kompetenten Therapeuten.

Äußerlich: Für Wickel verwenden Sie 20 aufgelöste Tabletten des geeigneten Mittels.

Äußerliche Therapie
(Lokaltherapie)

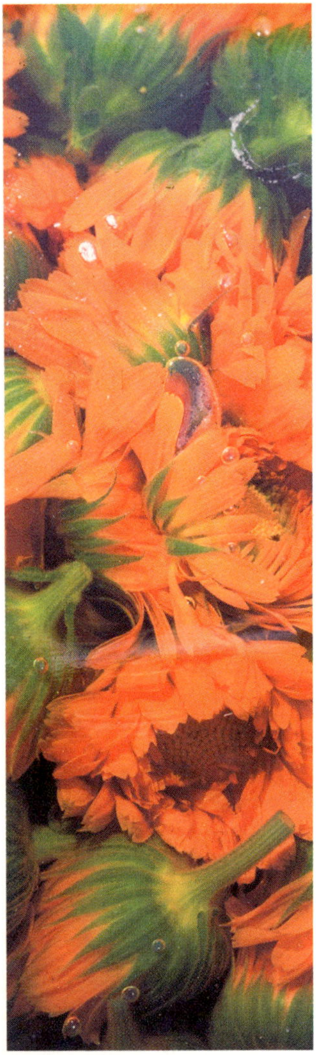

Die in vorherigen Abschnitten vorgestellten Wirksubstanzen zur Behandlung von Venenbeschwerden werden auch zur äußerlichen Therapie angeboten. Die lokale Therapie von Venentherapeutika ist in medizinischen Fachkreisen eine umstrittene Frage, weil die auf die Haut aufgetragenen Substanzen die natürliche Barriere der Haut überwinden müssen, um eine Wirkung an den Gefäßen ausüben zu können.

Auf dem Markt sind eine unübersehbare Vielzahl von Präparaten verfügbar, die teils Einzelsubstanzen oder Kombinationen der einzelnen Wirkstoffe beinhalten. Einen angenehmen Nebeneffekt zeigen hier insbesondere die Gele, die bei der Abtrocknung auf der Haut einen kühlenden Effekt, bedingt durch die Wasserverdunstung, erzielen. Ein großer Nachteil ist die austrocknende Wirkung der alkoholhaltigen Gele. Salben hingegen zeigen diesen Kühleffekt nur in sehr geringem Maße. Zu Salben und Cremes werden im Allgemeinen Konservierungsmittel hinzugefügt. Außerdem kommen häufig noch Duftstoffe hinzu um die kosmetische Akzeptanz zu steigern. Für den »hautgesunden« Patienten stellen diese Stoffe in der Regel keine Gefahr dar. Patienten mit Krampfadern zeigen jedoch, bedingt durch die chronische Stauung, häufig entzündliche Hautveränderungen. Besonders Patienten mit solchen Hautveränderungen oder sogar einem offenen Beingeschwür neigen zu einer Überempfindlichkeit auf Konservierungsstoffe.

Ein »Ausprobieren« unterschiedlicher Salben sollte vermieden werden. Lassen Sie sich von Ihrem Hautarzt oder Venenfacharzt beraten.

Wohltuende Öle

Hautfreundlich und angenehm sind Öleinreibungen, die prinzipiell auf die feuchte Haut eingerieben werden.

Pflanzenöle wie z. B. Olivenöl werden von der Haut gut aufgenommen und sind somit gute Träger von Pflanzenwirkstoffen. Diese Wirkung wird teils therapeutisch, teils als Kosmetika zur Hautpflege genützt.

Gönnen Sie sich den Luxus eines hochwertigen Körperöls.

Nach einem kalten Guss, Wassertreten oder in Verbindung mit einem abschwellenden Beinwickel werden Sie mit einer Öleinreibung Linderung und Entspannung spüren. Hochwertige Vertreter aus der Heilpflanzenwelt sind ätherische Öle, die gelöst in einem hautfreundlichen Pflanzenöl ein wirkungsvolles Paar bilden.

Besonders hautverträglich und wohltuend.

Geeignete Öle sind beispielsweise Ringelblumenöl auf der Grundlage von Mandelöl oder alternativ Olivenöl. Varianten an Ölen sind in vielfältiger Form möglich und vom wohlriechenden sehr kostbaren Wildrosenöl bis zum Aprikosenöl erhältlich.

Wohltuend bei schweren Beinen – das Lavendel-Zypressen-Öl D®

Entstanden ist diese Rezeptur auf Wunsch vieler Frauen, die in der Schwangerschaft Beschwerden mit schweren Beinen und Krampfadern hatten. Aufgrund der guten Erfahrungen wurde das »Venenöl« zum treuen Begleiter vieler Venenpatienten und dies weit über die Schwangerschaft hinaus. Die Hebamme und Autorin Inge-

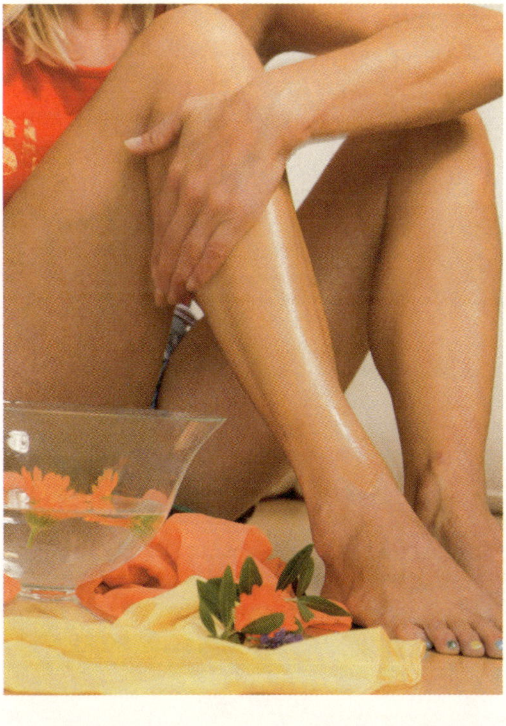

borg Stadelmann und der Apotheker Dietmar Wolz haben gute Arbeit geleistet bei der Entwicklung dieser Rezeptur.

Die Wirkung ist auf die ätherischen Öle zurückzuführen – Lemongrass, Myrte, Schafgarbe, Wacholder, Zypresse und Lavendel extra in Calendula-Mandel-Basisöl geben der Rezeptur ihre Kraft und Heilwirkung. Wichtig bei der Anwendung ist es, das Öl herzwärts mit sanften Streichungen auf die feuchte Haut einzureiben oder die Ölmischung mit nassen Händen aufzutragen. Sie können bis zu zweimal täglich die Einreibung verwenden. Anstelle von Wasser können Sie alternativ Hamamelis-, Pfefferminz- oder Myrtenhydrolat verwenden, das sowohl als Feuchtigkeitsregulator als auch gefäßtonisierend wirkt. Lassen Sie Ihre Nase mitentscheiden für die richtige Wahl (Bezugsadressen für Hydrolate und Ölmischungen s. Anhang).

Tipp

Stellen Sie das Öl oder die Salbe in den Kühlschrank, so erzielen Sie eine angenehme kühlende Wirkung.

Zur zusätzlichen Kühlung können Sie der Mischung einige Tropfen Pfefferminzöl beigeben. Anregend auf Kreislauf und niedrigen Blutdruck wirkt eine zusätzliche Gabe von Rosmarin (etwa 10 Tropfen in eine 100 ml Flasche geben und einige Male schwenken).

Ausnahme: Schwangere, Stillende, Epileptiker, Asthmatiker und alle, die in homöopathischer Behandlung sind, verwenden bitte keine Pfefferminzöle ohne Rücksprache mit der Hebamme, dem Arzt oder Heilpraktiker.

Schwangerschaft und Venenprobleme

Eine Schwangerschaft ist für jede Frau ein unvergesslicher Lebensabschnitt. Oftmals wird dieser leider begleitet von müden, schweren und geschwollenen Beinen oder Wadenkrämpfen.

Die ersten Krampfadern entstehen häufig während einer Schwangerschaft. Im Laufe der ersten Schwangerschaft ist das Auftreten von sichtbaren Krampfadern eher selten. Die Verschlechterung tritt meist bei Mehrgebärenden auf.

Mehrgebärende sind häufiger betroffen als Erstgebärende.

Körperliche Veränderungen

Abgesehen von der hormonellen Umstellung kommen in der Schwangerschaft die nachfolgend erklärten Faktoren hinzu:

Zunahme des Blutvolumens

Schon in der frühen Schwangerschaft stellen sich die Atmung und die Herzaktivität der Schwangeren durch eine vermehrte Leistung auf das heranwachsende Kind ein. Das Blutvolumen nimmt schon zu Beginn der Schwangerschaft um 20 % des Ausgangsvolumens zu, weil die Gebärmutter und das Kind mitversorgt werden müssen. Diese vergrößerte Blutmenge führt allerdings im Stehen zu einem vermehrten »Versacken« in den Beinen. Kniegüsse, Venengymnastik oder häufiges Beine hochlagern gehören zu den Pflichtübungen jeder Schwangeren!

Werden Sie unbedingt selbst aktiv mit entstauenden Übungen!

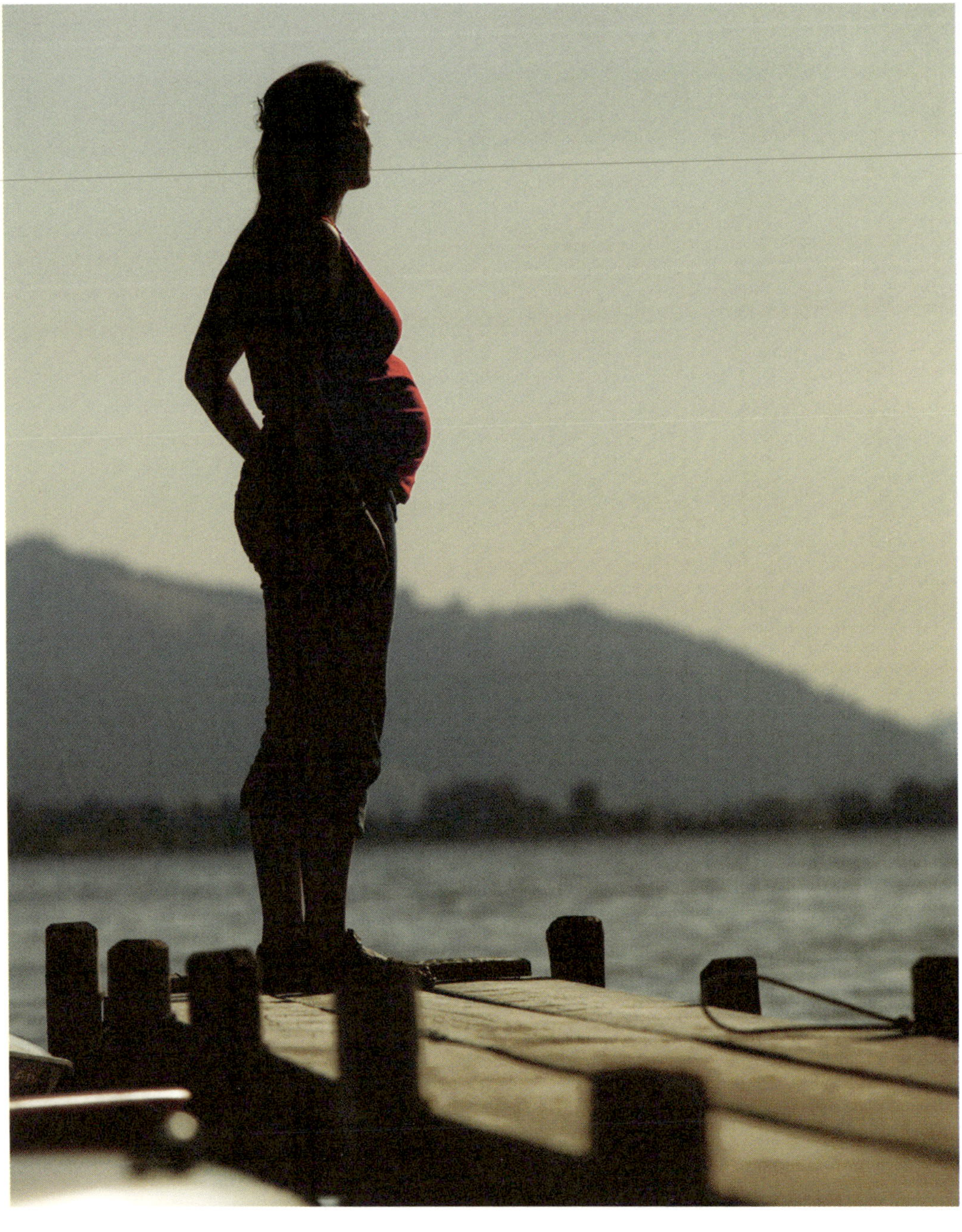

Hormonelle Veränderungen in der Schwangerschaft

Das Hormon Progesteron wird zum Schutz der Schwangerschaft vermehrt gebildet und hat zahlreiche Aufgaben. Es sorgt beispielsweise für die Ruhigstellung der Gebärmuttermuskulatur bis zum eigentlichen Geburtstermin. Progesteron sorgt für eine Gewebeauflockerung, damit das Kind »wachsen« kann und ausreichend Platz zur Verfügung hat. Diese erschlaffende Wirkung auf die Muskulatur wirkt natürlich auch in ähnlicher Weise auf die Gefäße. Durch die Weitstellung der Gefäße und der Venen wird deren Fassungsvermögen (Kapazität) deutlich größer. Die Beine nehmen gerade in der Schwangerschaft sehr viel Blut auf, was besonders im Stehen zur Auswirkung kommt. Die Beinvenen sind prall gefüllt und gedehnt, was zu einer Dehnung der Beinvenen und der Venen im Scheidenbereich führt. Durch die Weitstellung der Venen nimmt außerdem die Geschwindigkeit der Blutzirkulation ab. Dies führt naturgemäß zu einer leichteren Gerinnbarkeit des Blutes, wodurch zum Beispiel die Neigung zu einer Venenentzündung größer werden kann.

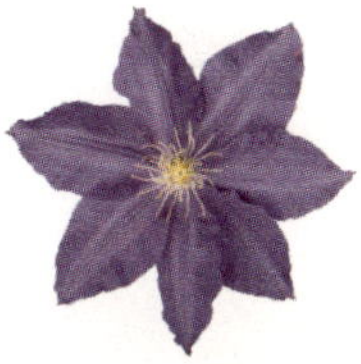

Druckzunahme in den Beinvenen

Der Druck in den Beinvenen nimmt im Verlauf der Schwangerschaft – sowohl im Liegen als auch im Stehen – deutlich zu und beträgt ein Vielfaches des normalen Druckes im Vergleich zu Nichtschwangeren. Einer der wesentlichen Gründe für diese Druckzunahme liegt darin, dass etwa ab der 2. Schwangerschaftshälfte die Beckengefäße und die untere Bauchhohlvene durch die Gebärmutter mit dem Kind zusammengepresst werden. Dies führt einerseits zu einer Abnahme des venösen Rückflusses Richtung Herz und andererseits zu einem Rückstau in den Beinen. Dieser

Druckanstieg führt zu einer weiteren Dehnung und Schlängelung der Venen.

Der erhöhte Druck in den Venen, der höher ist, als der umgebende Gewebedruck, führt leider auch dazu, dass die Gewebsflüssigkeit in das umliegende Gewebe gepresst wird. Ausdruck hierfür sind die geschwollenen Füße bzw. Ödeme in der Schwangerschaft.

Blutzusammensetzung

Ebenfalls spielt in der Schwangerschaft die Blutzusammensetzung eine große Rolle. Gefäßwände haben sehr feine Poren, die flüssige Stoffe und Substanzen sehr kleiner Größe durchlassen. Bluteiweiße z. B. können unter normalen Umständen das Gewebe auf diesem Wege nicht verlassen und halten so das Wasser im Gefäß. In der Schwangerschaft nehmen jedoch gerade diese Eiweißfraktionen (Albumine) deutlich ab, wodurch sich die Balance zwischen »wasserhaltenden« und »wassertreibenden« Kräften im Gefäß stark verändert. Bereits nach kurzem Stehen oder Sitzen können die Füße und Beine einer Schwangeren deutlich anschwellen. Der Lymphabfluss kann in der Schwangerschaft vermindert sein und zu geschwollenen Beinen führen.

Geschwollene Füße und Beine in der Schwangerschaft sind eigentlich ein nahezu normales Erscheinungsbild und haben im Vergleich zu Nichtschwangeren keinen Krankheitswert. Insbesondere wenn sie sich erst unter Belastung im Laufe des Tages ausbilden. Sind jedoch die Beine morgens beim Aufstehen bereits geschwollen, sollte Ihre Hebamme oder Ihr Frauenarzt davon unterrichtet werden.

Auswirkung auf die Mutter und das ungeborene Kind

Venöse Befindlichkeitsstörungen können das Wohlbefinden einer schwangeren Frau erheblich beeinträchtigen.

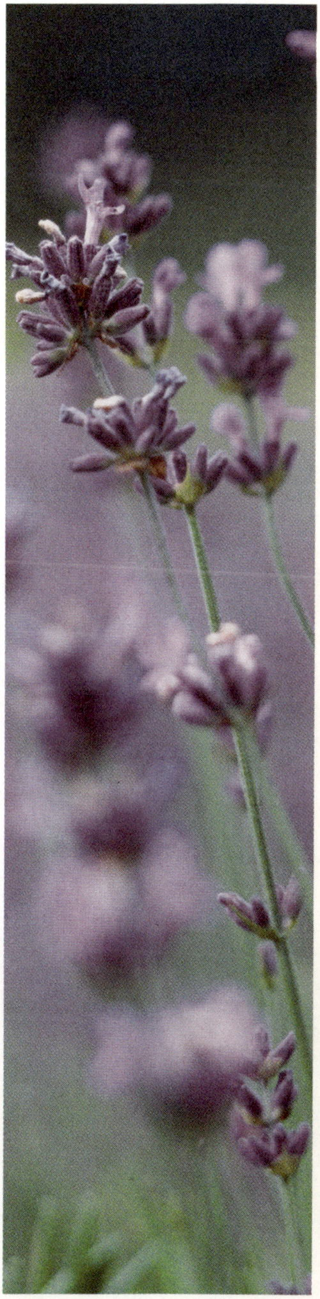

Durch die schwangerschaftsbedingten Veränderungen kommt es zu einer besonderen Kreislaufbelastung. Dies wird oft deutlich, wenn eine Frau in der Spätschwangerschaft aus einer sitzenden oder liegenden Position aufsteht. Hierbei steigt die Herzfrequenz viel stärker an, als bei einer nichtschwangeren Frau. Der Kreislauf versucht durch eine starke Zunahme der Herzfrequenz den Blutdruck konstant zu halten, da die Vorfüllung des Herzens durch das abgesackte Blut in den Beinen bzw. den Rückstau reduziert ist. Auch die Durchblutung der Gebärmutter wird durch die starke Kreislaufbelastung beeinträchtigt. In manchen Fällen konnte man aus der Aufzeichnung der kindlichen Herzaktion herauslesen, dass das Kind langes statisches Stehen der Mutter als »Stress« empfindet. Ebenfalls hat man beobachtet, dass es im Stehen häufiger zu Gebärmutterkontraktionen (Wehen) kommt. Es besteht hier die Vermutung, dass sich durch die Gebärmutterkontraktion die Muskulatur der Gebärmutter zusammenzieht, damit das Blut aus der Gebärmutter herausgepresst wird und so der venöse Rückfluss wieder freigegeben ist. Langes berufliches Stehen in der Schwangerschaft könnte daher Nachteile für das ungeborene Kind haben. Befragen Sie bitte Ihre Hebamme oder einen Venenfacharzt bei Risikoberufen um die richtige Verhaltensweise.

Was können Sie zur Vorbeugung und Linderung selbst tun?

Nun, die Antwort ergibt sich nahezu zwangsläufig aus dem Verständnis der Ursachen für Beinprobleme während der Schwangerschaft.

Alle Maßnahmen sind sinnvoll, die den Druck in den Venen verringern und helfen die Blutströmungsgeschwindigkeit zu beschleunigen um das Blut Richtung Herz zu befördern. Medikamente sollte eine schwangere Frau hierfür nicht zu Hilfe nehmen. Die Arzneien der Homöopathie, sind bestens geeignet für den Zeitraum der Schwangerschaft und Stillzeit (s. S. 86). Operative Maßnahmen scheiden in der Schwangerschaft meist aus.

In der Schwangerschaft sollten Sie langes Stehen oder Sitzen vermeiden. Ideal ist es viel zu gehen, zu wandern, schwimmen oder Rad zu fahren. Am Arbeitsplatz oder bei langem Sitzen bewegen Sie Ihre Beine häufig aktiv. Bitte führen Sie die Übungen aus der Venengymnastik (s. S. 120) mehrmals täglich durch. Meiden Sie lange warme Bäder oder langes Sonnenbaden. Bei heißem Wetter oder nach einem anstrengenden Tag kühlen Sie aktiv Ihre Beine (Knie- und Schenkelgüsse, Wassertreten, Wickel etc.). Versuchen Sie sich so oft wie möglich tagsüber Ruhepausen zu gönnen und die Beine hochzulegen (Lavendel-Zypressen-Öl[D®]). Auch nachts kann es von Vorteil sein, die Beine in leicht erhöhter Position zu lagern. Lesen Sie den gesamten Teil »Selbst aktiv werden« und belassen Sie die Tipps nicht nur in der Theorie, sondern setzen Sie die zahlreichen Ratschläge praktisch und am besten täglich um.

Kompressionstherapie in der Schwangerschaft

Für zahlreiche schwangere Frauen gibt es überzeugende Argumente während der gesamten Schwangerschaft tagsüber Kompressionsstrümpfe zu tragen. Dies gilt sowohl bei bestehenden Krampfadern als auch zur Vorbeugung. Befragen Sie Ihren Arzt, ob auch für Sie eine Kompressionstherapie sinnvoll ist.

Krampfadern, Schwellungen oder Stauungsbeschwerden können Sie durch das Tragen von Kompressionsstrümpfen verringern oder vermeiden.

Kompressionstherapie ist für Schwangere in Stehberufen »ein Muss«!

Vorteile:
Durch die Druckentlastung der Beine kommt es folglich auch zur Entlastung des mütterlichen Kreislaufes. Man kann davon ausgehen, dass das ungeborene Kind ähnlich positiv durch das Tragen eines Kompressionsstrumpfes beeinflusst wird.

Kompressionsstrümpfe sind in der Lage, mechanisch dem erhöhten Innendruck in den Gefäßen durch einen gewissen Außendruck entgegenzuwirken. Dadurch wird mehr Blut zum Herzen zurückbefördert, das Herz wird besser gefüllt und kann mehr auswerfen. Durch die verbesserte Vorfüllung kann das Herz dann langsamer schlagen und wirft trotzdem pro Zeiteinheit die gleiche oder sogar eine größere Menge an Blut aus. Wissenschaftliche Studien haben gezeigt, dass nach dem Anziehen von Kompressionsstrümpfen das Blutvolumen pro Herzschlag größer wird und die Herzfrequenz sinkt. Dadurch arbeitet das Herz wesentlich ökonomischer.

Bei dem relativ hohen Beinvenendruck schwangerer Frauen sind nur Kompressionsstrümpfe oder -strumpfhosen der Klasse II sinnvoll.

Durch das Tragen von Kompressionsstrümpfen verhindern Sie Stauungszustände in den Beinen.

In Ausnahmefällen kann ein Kompressionsstrumpf bzw. Kompressionsstrumpfhose der Klasse I ausreichend sein, sofern die schwangere Frau keine Beschwerden hat.

Tipp

Dank moderner Materialien ist das Tragen eines Kompressionsstrumpfes wesentlich angenehmer geworden und wird meist als wohltuende Erleichterung empfunden. Erkundigen Sie sich unbedingt in Ihrem Fachgeschäft nach dem richtigen Material, das Ihren Wünschen und Bedürfnissen am besten entspricht.

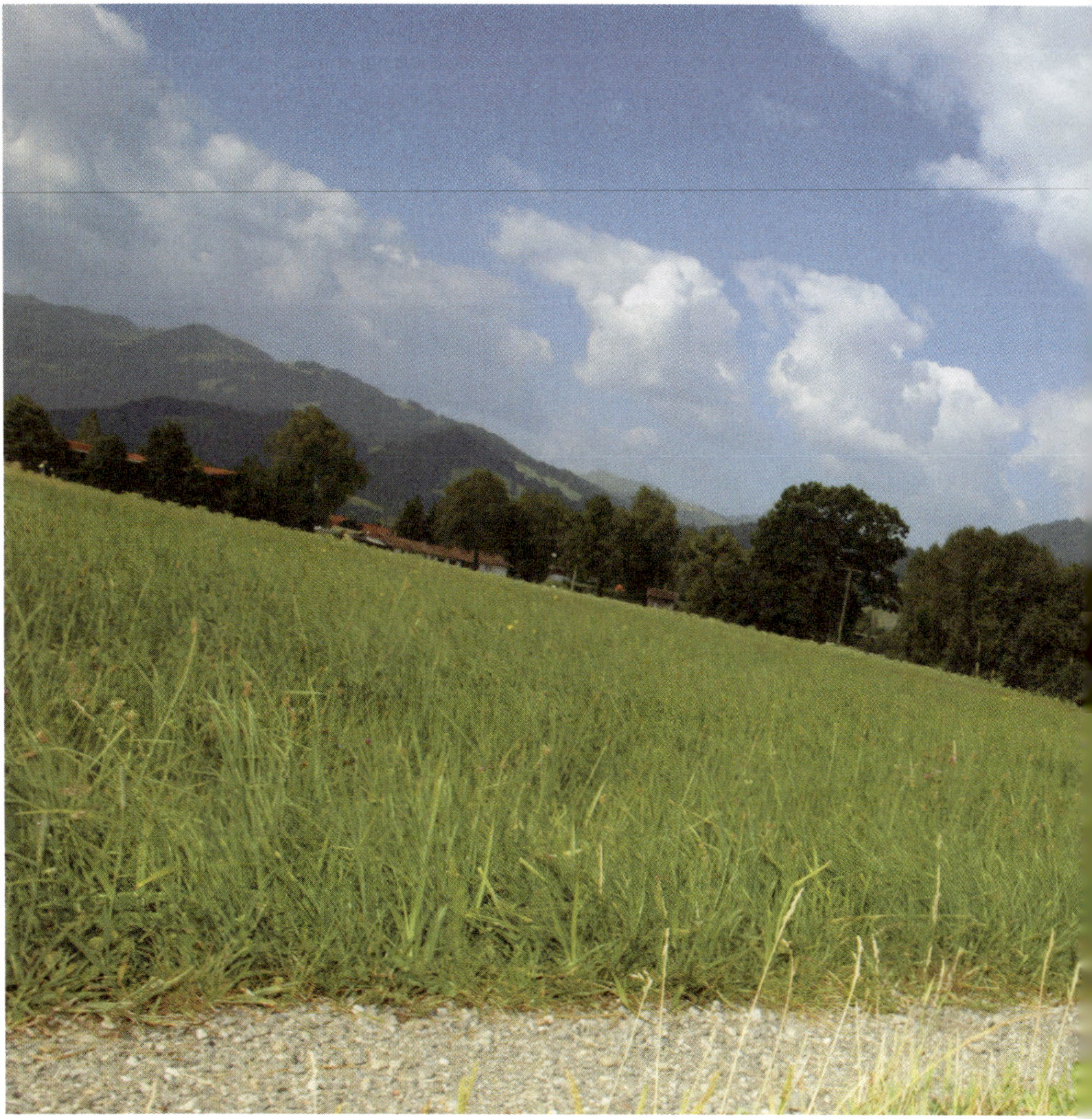

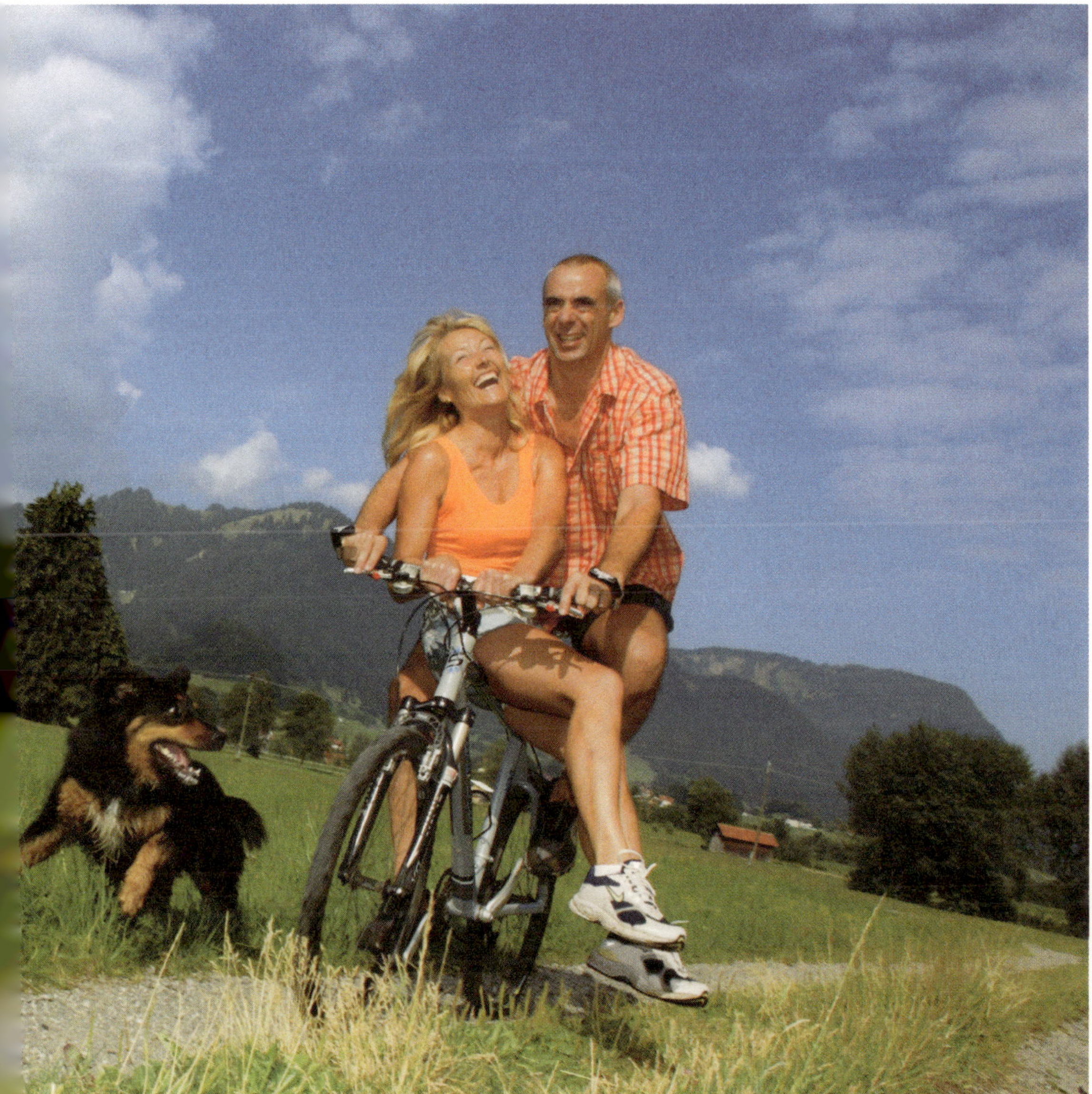

Selbst aktiv werden

Aktiv werden für »gesunde Beine«

Für jeden Venenpatienten ist die eigene Mitarbeit an der Gesundheit unersetzbar. Bei bestehenden Krampfadern oder einer entsprechenden Veranlagung dazu, können Sie, wie bei kaum einer anderen Krankheit, durch eine bewusste Lebensführung großen Einfluss auf die weitere Krankheitsentwicklung nehmen. Erfahren Sie, was Sie tun oder besser meiden sollten, um Ihren Alltag venenfreundlicher zu gestalten und Ihr Wohlbefinden zu verbessern. Alle Empfehlungen haben aber eine Gemeinsamkeit. Sie fordern uns heraus im liebevollen Umgang mit uns selbst und stärken unser Verantwortungsgefühl für die eigene Gesundheit. Gesundheit verbinden wir sicherlich alle mit einer guten Lebensqualität, Lebensfreude, Energie und Vitalität bis ins hohe Alter. Wir wünschen uns, dass Sie die vorgestellten Tipps mit Begeisterung und Konsequenz in Ihren Alltag integrieren, denn nur so wird sich langfristig der gewünschte Erfolg einstellen.

Um Goethe zu zitieren:

»Es ist nicht genug nur zu wissen
man muss es auch anwenden.
Es ist nicht genug zu wollen,
man muss es auch tun.«

Sicherlich ist es für jeden, ob Frau oder Mann, ein Problem, wenn sich am Bein die ersten Besenreiser oder Krampfadern zeigen. Oftmals schämt man sich für diese Erkrankung und sieht sie eher als kosmetischen Makel, der das Selbstbewusstsein von Jung und Alt stark beeinträchtigen kann. Männer können oftmals besser mit Krampfadern umgehen, was aber auch den Nachteil hat, dass Sie sich meist erst mit einem fortgeschrittenen Leiden an einen Arzt wenden.

Gerade Sportarten, bei denen die Beine unbekleidet zu sehen sind, wie beim Schwimmen, werden von manchen Venenpatienten aus Scham nicht ausgeführt. Es ist sicherlich schwierig, selbstbewusst mit Venenproblemen umzugehen. Aus diesem Grund ist eine notwendige Venen-Operation nicht nur medizinisch eine sinnvolle Behandlung. Viele Frauen, aber auch Männer, sind nach einer Operation glücklich über die rückgewonnene Beinschönheit. Endlich wieder selbstbewusst im Sommer eine kurze Hose tragen zu können wirkt sich meist positiv aus, denn daraus resultiert häufig eine sportlichere Grundeinstellung und die Motivation für mehr Bewegung im Alltag.

Die Chirurgie darf nicht als einzige Lösung bei Krampfadern gesehen werden.

Die Chirurgie darf jedoch nicht als einzige Lösung bei Krampfadern gesehen werden.

Eigenverantwortung übernehmen

Die genetische Veranlagung ist ein besonders wichtiger Faktor beim Entstehen von Venenerkrankungen. So gibt es zahlreiche Venenpatienten, die ihr Leben sportlich und gesund gestalten und sich dennoch mit einem Krampfaderleiden auseinandersetzen müssen.

Dieses Buch möchte Mut machen und die Botschaft vermitteln, dass es keinen Grund gibt zu resignieren angesichts dieser vielleicht von Vater oder Mutter vererbten Krankheitsdisposition. Mit viel Eigeninitiative, einer richtigen Diagnose und individueller Therapie können Sie den Krankheitsverlauf durchaus positiv beeinflussen. Dies setzt aber voraus, dass Sie wirklich konsequent die »Venenspielregeln« befolgen und als aktive Herausforderung annehmen. Selbst nach einem erfolgreichen chirurgischen Eingriff ist Ihre Mitarbeit wichtig, um das positive Ergebnis möglichst langfristig zu erhalten. Gerade bei einem Venenleiden, das in der Regel nicht ausheilt, können Sie durch »eigenes Tun« Ihr Wohlbefinden verbessern. Häufig lässt sich auch eine Venenschwäche im Anfangsstadium durch entsprechende Maßnahmen minimieren oder lindern.

Frühzeitig aktiv werden.

Lassen Sie sich deshalb ein auf ein aktives Leben mit Bewegung, vollwertiger Ernährung, viel Lebensfreude und ausgewogenen Phasen der Ruhe und Aktivität. Nutzen Sie ebenso die Heilkräfte der Heilpflanzen und des Wassers zur Stärkung Ihrer Gesundheit.

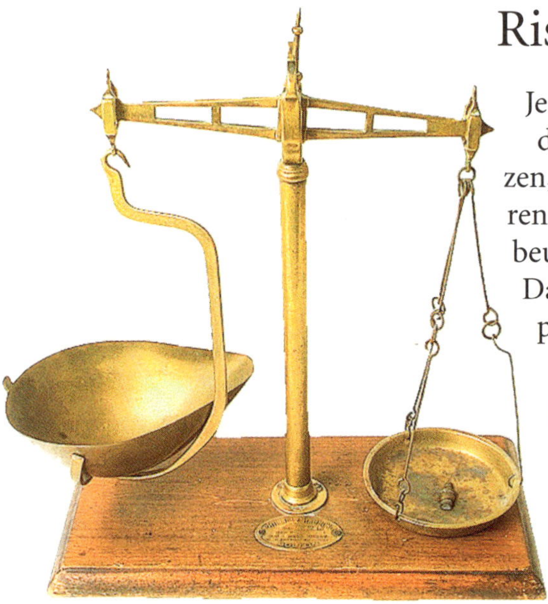

Risikofaktoren reduzieren

Je mehr Risikofaktoren Sie im Alltag vermeiden und durch die vorgestellten Tipps ersetzen, umso schneller werden Sie einen spürbaren Erfolg erzielen, mit dem Sie sich auch vorbeugend vor Beschwerden schützen können. Dadurch verbessern Sie Ihre Lebensqualität in punkto Beingesundheit spürbar.

Unbeeinflussbare Faktoren

★ Genetische Veranlagung
★ Schwangerschaft

Beeinflussbare Faktoren

★ Bewegungsarmut
★ Langes Stehen oder Sitzen
★ Ungünstige Sitzhaltungen
★ Schlechtes Schuhwerk
★ Starke Wärmeeinwirkung
★ Einengende Kleidung
★ Mangelnde Flüssigkeitszufuhr
★ Ernährung
★ Rauchen
★ Übergewicht
★ Antibabypille/Medikamente
★ Fußbodenheizung
★ Kraftsport

Tipps für den Alltag

Langes Sitzen und Stehen

Wenn Sie beruflich bedingt lange sitzen oder stehen müssen, haben Sie ernst zu nehmende Risikofaktoren. Diese statischen Körperhaltungen belasten die Venenwände, so dass sich die Venen bis zum Dreifachen des Ausgangswertes vergrößern können, was folglich zu einer Verschlechterung des venösen Rückflusses führt. Zusätzlich erschwerend wirkt sich die fehlende Muskelpumpenarbeit bei Bewegungsmangel aus und begünstigt somit das Entstehen von Stauungszuständen.

Gewöhnen Sie sich also an, statische Haltungen konsequent zu unterbrechen, z. B. durch Übungen aus der Venengymnastik, Beine hochlegen, kalte Güsse oder wenn dies al-

Unterschiedliche Füllungen einer Vene

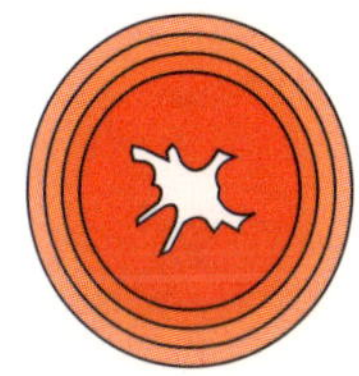

2–3 mm
wenig gefüllt (beim Liegen)

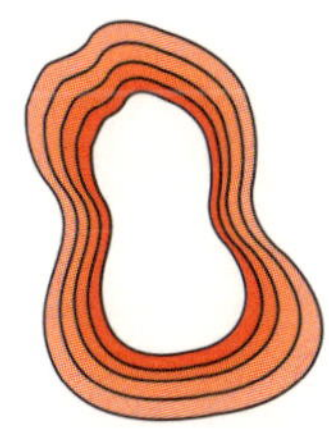

normal gefüllt
(beim Stehen, Gehen)

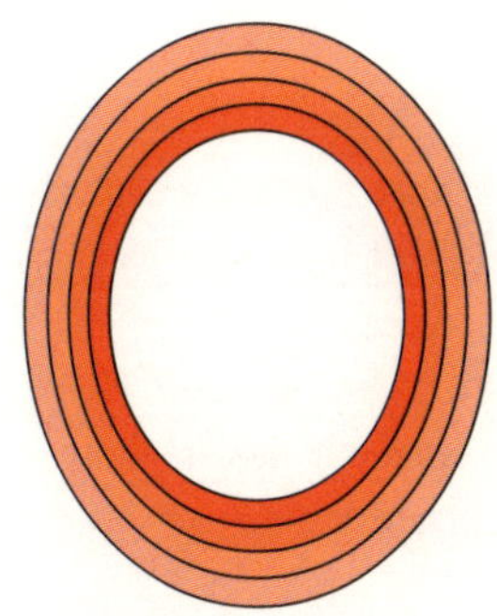

≈ 4–6 mm
prall gefüllt
(nach langem Sitzen, Stehen)

les nicht möglich ist, durch ein kurzes Anspannen der Muskulatur (Isometrische Übungen). Kompressionsstrümpfe sind für Personen in stehenden Berufen unentbehrliche Helfer (s. S. 48).

Richtiges Schuhwerk

Hohe Absätze sind sicherlich bei bestimmten Anlässen attraktiv, aber bei häufigem Tragen führen sie zu einem Verkümmern der wichtigen Wadenmuskulatur. Durch die mangelnde Bewegung im Sprunggelenk, bedingt durch das Schuhwerk, fällt die Arbeit der Muskelpumpen weitgehend aus. Ermöglichen die Schuhe ein gutes Abrollen der Fußsohle, arbeiten auch die Venenpumpen effektiv. Das bedeutet, man kann den ganzen Tag auf den Beinen sein und hat trotzdem bei falschem Schuhwerk die Muskelpumpe nur wenig im Einsatz. Häufiges Barfuß gehen ist demnach ein idealer Ausgleich, denn Sie stimulieren über das Barfuß gehen nicht nur die Muskelpumpen, sondern auch zahlreiche Fußreflexzonen.

Übrigens, auch »richtiges Sitzen« will gelernt sein…

Auch die Lendenwirbelsäule freut sich über diese Maßnahmen. Das Becken sollte beim Sitzen höher als »Kniehöhe« sein.

Die Sitzfläche sollte nicht zu hart und nicht zu hoch sein. Vermeiden Sie, die Oberschenkelunterseiten mit dem ganzen Gewicht zu belasten. Ein »Fußbänkchen« unter dem Schreibtisch ist überaus empfehlenswert für alle, die bei der Arbeit vorwiegend sitzen. Hilfe verschafft auch ein Keilkissen unter dem Gesäß, über das sich Ihre Lendenwirbelsäule ebenso freut.

Tipp

Übereinander geschlagene Beine behindern den Blutfluss erheblich. Vermeiden Sie ebenso, die Unterschenkel stark nach hinten abzuwinkeln, denn dadurch wird der Blutstrom im Kniekehlenbereich gestört. Am besten ist es, wenn zwischen Ober- und Unterschenkel ein rechter Winkel besteht und die Fußgelenke unter den Kniegelenken ruhen. Außerdem sollten Sie die Beine so oft wie möglich hochlagern und Übungen aus der Venengymnastik einbauen (s. S. 120).

Urlaubsreisen

Lange Fahrten unbedingt mit Übungen aus der Venengymnastik unterbrechen.

Lange Fahrten zum Urlaubsziel sind nicht besonders empfehlenswert für Venenkranke. Im Auto, Reisebus, Zug oder im Flugzeug sind Hüft- und Kniegelenk meist um fast 90° gebeugt. Diese Sitzhaltung erschwert den venösen Rückstrom des Blutes zum Herzen, was wiederum leicht zu Stauungen führt.

Ob als Fahrer oder Beifahrer, legen Sie bitte nach ein bis zwei Stunden Fahrzeit Ihren Beinen zuliebe eine kurze Pause ein. Bei Langstreckenflügen müssen Sie unbedingt entstauende Übungen im Sitzen einbauen. Achten Sie auf jeden Fall während einer Reise auf leichte Kleidung, die Atmung sollte nicht durch enge Hosen und Strümpfe behindert sein. Zusätzlich ist in vielen Fällen das Tragen eines Kompressionsstrumpfes ratsam. Dies sollte nicht nur eine Frage des Alters sein, sondern ebenso von der Flugdauer abhängig gemacht werden. Lesen Sie mehr über Kompressionsstrümpfe auf Seite 48.

Bei längerem Sitzen sollten Sie dieses unterstützende Hilfsmittel unbedingt gebrauchen, um nach der Anreise den Urlaub ohne das Risiko einer Thrombose genießen zu können. Befragen Sie Ihren Venenfacharzt bei allen Unsicherheiten. In Einzelfällen wird dieser auch die Empfehlung einer Thromboseprophylaxe mit Heparinspritzen anbieten.

Tipp *Nach einer tiefen Beinvenenthrombose sollten Sie erst frühestens nach drei Monaten eine Flugreise buchen.*

Liebe Leserin, lieber Leser, weitere Risikofaktoren werden in den nachfolgenden Kapiteln genauer erläutert.

Darauf sollten Sie achten:

- ★ So viel Bewegung wie möglich, um die Muskelpumpen zu aktivieren.
- ★ Vermeiden Sie langes Stehen und Sitzen. Falls es nicht zu vermeiden ist, zwischendurch Füße kreisen, Zehen krallen oder auf Zehenspitzen stehen.
- ★ Achten Sie auf gutes Schuhwerk, am besten mit flexibler Sohle.
- ★ Keine einengende Kleidung tragen, wie Mieder oder Socken mit engem Gummi.
- ★ Richtig sitzen, Beine nicht übereinander schlagen.
- ★ Beine so oft wie möglich hoch legen. Spezielle Venenkissen sind eine empfehlenswerte Hilfe für zwischendurch.
- ★ Bei Notwendigkeit das Bettende etwa fünf bis zehn Zentimeter erhöhen, um nachts den venösen Rückfluss zu verbessern.
- ★ Starke Wärme vermeiden.
- ★ Bei Langstreckenflügen oder langen Busreisen für häufige Pausen sorgen.
- ★ Übergewicht vermeiden.
- ★ Nikotin meiden, Alkohol reduzieren.
- ★ Auf eine gute Verdauung achten.
- ★ Kneipp-Anwendungen unbedingt täglich einbauen.

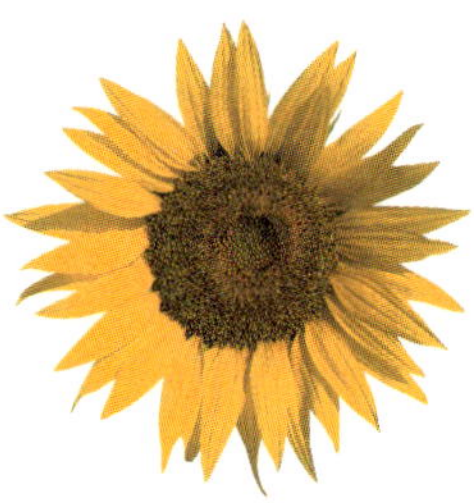

Der beste Weg zu gesunden Beinen ist Bewegung

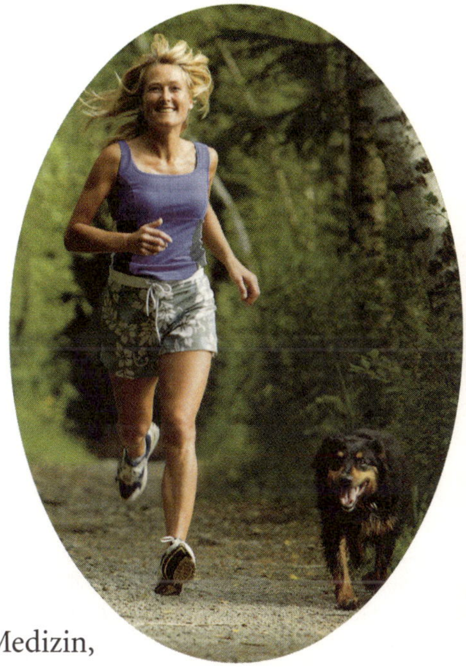

Bewegung ist Leben

»Es ginge uns allen besser, wenn wir mehr gingen.«

Gottfried Seume

Zivilisationsproblem »Bewegungsmangel«

Für jeden Venenpatienten ist dosierte Bewegung Medizin, die keine Pille ersetzen kann. Davon abgesehen, hat unser zivilisationsbedingter Bewegungsmangel nicht nur auf die Gesundheit unserer Beinvenen schädigenden Einfluss, sondern auch sonst ernst zu nehmende Auswirkungen auf unsere Gesundheit. Langfristiger Bewegungsmangel schwächt auf Dauer die gesamte Muskulatur sowie die Muskelpumpen, und beeinflusst folglich negativ die Durchblutung, arteriell wie auch venös. Bei ausgewogener Bewegung regt beispielsweise der Muskelstoffwechsel den Fettstoffwechsel an, auch Cholesterinwerte können verbessert werden.

Durch körperliche Aktivität wie Schwimmen, Fahrrad fahren oder Laufen kommt es zu einem erhöhten Energieumsatz. Bewegung führt zu einer besseren Sauerstoffzufuhr im Gewebe und zu einer gesteigerten Durchblutung. Außerdem werden Muskulatur und Blutgefäße trainiert und gekräftigt. Richtig dosierte Bewegung führt zusätzlich zu einem Abbau von stress- und ernährungsbedingten Übersäuerungszuständen.

Bewegung ist angesagt

Mit jedem Schritt transportieren die Muskelpumpen das venöse Blut herzwärts.

Die Muskeln der Beine sind die wichtigsten Antriebskräfte beim Rücktransport des sauerstoffarmen Venenblutes zum Herzen (s. S. 17). Unentbehrliche Helfer für den Rückfluss des venösen Blutes sind die Sprunggelenk- und die Wadenmuskelpumpe. Sie haben aber leider einen Nachteil: Sie arbeiten nur, wenn wir uns bewegen …

Vom Frühstückstisch ins Auto, gefolgt von stundenlangem Sitzen oder Stehen am Arbeitsplatz, Mittagessen in der netten Kneipe am Eck, die Fahrt nach Hause und dann endlich … Feierabend – Beine hoch und gemütlich in den Sessel fallen lassen. Hand aufs Herz – verläuft Ihr Tag ähnlich? Überlegen Sie mal, wann und wie oft an solchen Tagen die Muskelpumpen arbeiten? Also, Bewegung ist angesagt!

Wer lange Zeit sitzt oder steht, muss immer wieder kurze Pausen einlegen und die Muskelpumpen aktivieren. Besonders effektiv ist es, sie nicht nur für Sekunden, sondern für einen Zeitraum von etwa zwei Minuten zu aktivieren. Eine gute Zeitvorgabe für die Übungen wäre beispielsweise die Spielzeit eines Liedes. Empfehlenswerte Übungen auf Seite 123.Vielleicht motivieren Sie mit einer kurzen Gymnastik auch Ihre Kollegen oder Kolleginnen? Also, nur Mut. Ich habe einmal im Reisezug meine Venenübungen durchgeführt, und es hat nicht lang gedauert, bis einige Mitreisende begeistert mitgemacht haben.

Empfohlene Sportarten

Die Frage nach der richtigen Sportart lässt sich am besten individuell lösen. Bedeutsam finden wir vor allem, dass Ihnen die Bewegung als solche Freude bereitet und Sie Spaß daran finden. Selbst zügiges Spazierengehen stärkt die Gefäße und trainiert die Muskeln, ohne die Gelenke zu belasten. Besonders empfehlenswert sind außerdem Schwimmen, Wandern, Walken, Joggen, Nordic Walking, Rad fahren, aber auch Golf und Tanzen.

Zusammenfassend kann man sagen, Sportarten, bei denen harmonische, rhythmische Gelenkbewegungen, vor allem im Sprunggelenk durchgeführt werden, ohne dass es zu hohen Sprungbelastungen und ruckartigen Bewegungen sowie schnellem Abstoppen kommt, eignen sich für jeden Venenpatienten.

Geeignete Sportarten zur Entstauung und Venenstärkung.

Weniger empfehlenswert sind bei einem fortgeschrittenen Venenleiden Sportarten, bei denen es zu extremen Anstrengungen, einem starken Abwinkeln in der Leistenbeuge (Rennrad), zur Pressatmung oder zu einem Pressdruck (beispielsweise Gewichtheben oder Kraftsportarten) kommt, denn das Blut wird dabei richtig gehend in die Beine zurückgepresst. Meiden Sie ebenfalls sehr ruckartige Bewegungen verbunden mit einem schnellen Abstoppen wie beispielsweise Squash oder im sehr sportlichen Bereich auch Tennis.

Ziehen Sie den weichen Waldboden einer Teerstraße vor.

Starkes Hüpfen und Springen üben einen außerordentlich hohen Druck auf die Venenwände aus.

Nehmen Sie das eigene Wohlbefinden als Maßstab, ob die gewählte Sportart für Sie günstig ist.

Tipp

Sie persönlich spüren am besten, mit welchen Sportarten Sie sich am wohlsten fühlen. Achten Sie aber stets auf einen guten Atemrhythmus und »halten Sie bei Anstrengung die Luft nicht an«. Dies führt nicht nur zu einer ungenügenden Sauerstoffversorgung des Organismus, sondern erhöht den Druck im Bauchraum. Probieren Sie einmal sanfte Bewegungsübungen wie Tai-Chi oder Qigong aus, bei denen der Atem eine wichtige Rolle spielt.

Achten Sie auf gleichmäßiges Weiteratmen während des Bewegungsablaufes.

Richtiges Trainieren

Den besten Effekt erzielen Sie mit einer ausgewogenen Regelmäßigkeit an Übungseinheiten beispielsweise 3-mal die Woche für etwa 20 Minuten.

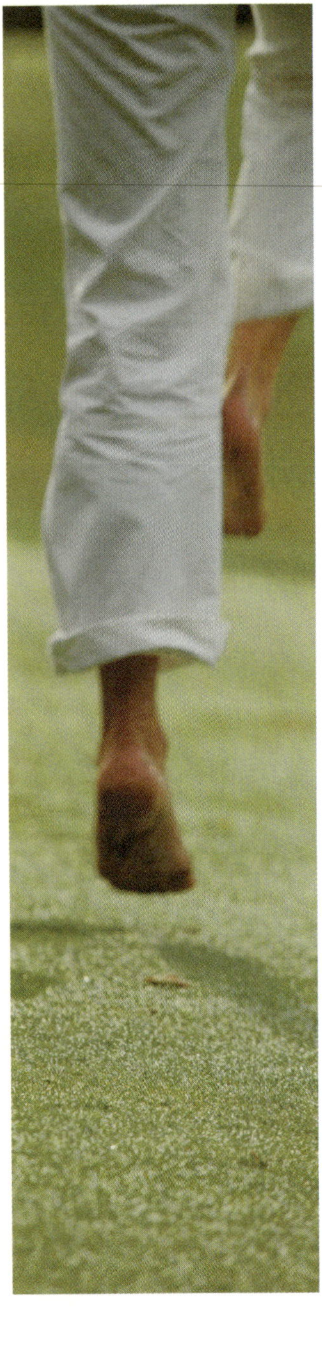

Der Kauf eines Pulsmessers ist sicherlich eine gute Investition, vor allem, wenn Sie vorhaben, einen optimalen Trainingseffekt mit Langzeitwirkung zu erzielen. Zu diesem Thema finden Sie reichlich Literatur oder besser noch, Sie schließen sich einer Laufgruppe des örtlichen Sportvereins an. Bei Unsicherheiten fragen Sie am besten Ihren Arzt bevor Sie mit dem Training beginnen.

Sport mit Kompressionsstrümpfen

Wenn Sie im Alltag Kompressionsstrümpfe tragen, sollten Sie wissen, dass dies Ihre Bewegungsübungen keineswegs ersetzt. Im Gegenteil – Kompressionsstrümpfe und Bewegung sind ein erfolgreiches Paar. Die Kompressionstherapie, ob als Strumpf oder Strumpfhose, unterstützt optimal die Arbeit der Muskelpumpe durch den äußeren Druck auf die Venen und verstärkt so den venösen Rückfluss wesentlich (s. S. 48).

Laufen Sie Ihren Venenproblemen davon

Spazieren gehen – ein Geschenk für Körper und Seele

Für einen Venenkranken ist ein Spaziergang an der frischen Luft ein tägliches »Muss«. Bestens bewährt hat sich zügiges Gehen. Gönnen Sie sich dafür mindestens eine halbe Stunde

Zeit. Wie heißt es so schön, der beste Weg zur Venengesundheit ist der Fußweg. Beine sind zum Laufen da …

Bewegungstraining lebt von der Beständigkeit, und schlechtes Wetter sollte ebenso wie Zeitmangel keine Ausrede sein. Und wer nicht täglich wenigstens eine halbe Stunde für die Pflege seiner Gesundheit aufbringen kann, sollte sich wirklich ernsthaft Gedanken über seine Tagesorganisation machen.

Spaziergänge in der Natur sind ein Gewinn für Körper und Seele.

Wer den ganzen Tag im Haus oder Geschäft auf den Beinen ist, möge sich diese Zeit auch unbedingt nehmen. Meist sind die tagsüber zurückgelegten Strecken viel zu kurz, um die Wadenmuskelpumpe richtig in Gang zu bringen und so eine aktive Entstauung zu erreichen.

Barfuß gehen – eine Wohltat, die Sie sich oft gönnen sollten

Wohltuendes Barfuß gehen

»Ziehen Sie doch öfter mal die Schuhe aus und gehen Sie barfuß!« …

Barfuß gehen ist für jeden Venenpatienten überaus empfehlenswert und eine spürbare Wohltat für »gestresste« Füße und Beine. Schon Sebastian Kneipp erkannte den Wert und motivierte stets dazu. Er empfahl beim Barfuß laufen stärkende Reize wie Tau oder Schnee mit einzubauen, bekannt als Tau- oder Schneetreten. Barfuß laufen wirkt anregend und kräftigend auf den gesamten Organismus, besonders aber auf die Beinmuskulatur und folglich auf die Venen. Auch wer zu kalten Füßen neigt, sollte zwischendurch auf diese gesunde Form des Gehens zurückgreifen und diese nicht aus Sorge vor Unterkühlung gänzlich meiden. Vielleicht gehen Sie frühmorgens einmal kurz Tautreten. Sie werden spüren, wie wohlig warm ihre Füße im Anschluss auf diesen sanften Reiz werden.

Tipp *Nehmen Sie Ihre Kinder oder Enkelkinder gleich mit zum Barfußspaziergang, denn viele Fußschwächen wie Senk-, Spreiz- oder Knickfuß können durch das Training der kleinen Fußmuskeln äußerst positiv gestärkt werden. Wie wäre es mit einem kleinen Parcours im Garten? Von feinem Sand zu Kieselsteinen bis hin zu größeren Steinen, Tannenzapfen, Kastanien, Kirschkerne. Ihrer Fantasie sind keine Grenzen gesetzt …*

Und vom Barfußspaziergang im knöchelhohen Wasser am Meer oder See schwärmt jeder Venenpatient, denn dies ist Labsal für Körper und Seele.

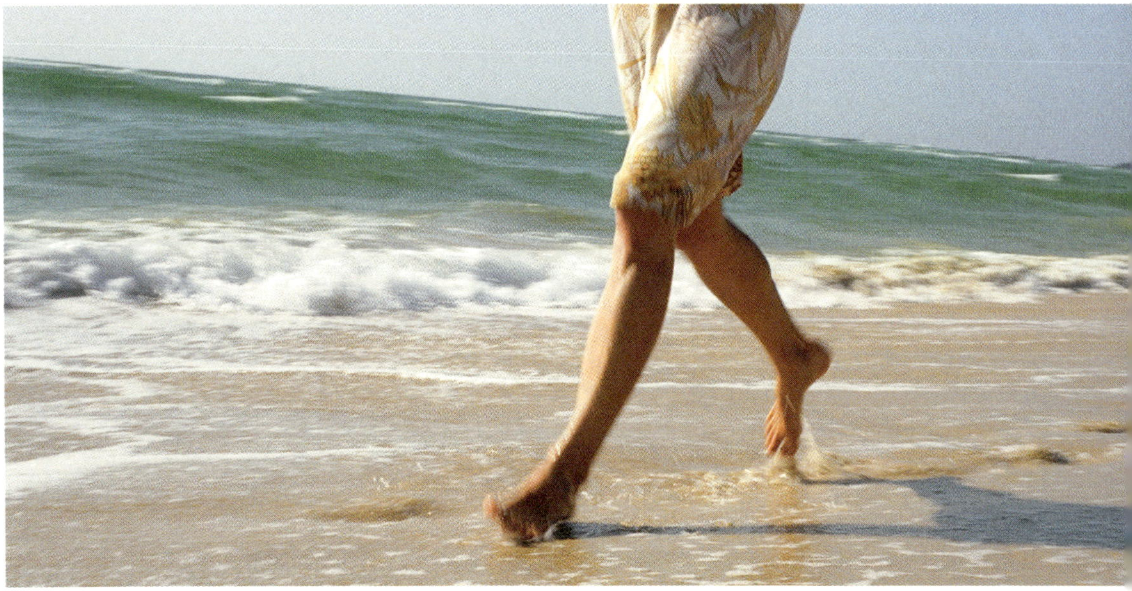

Wandern – Entspannung und Gesundheit tanken

Wandern könnte als die Steigerungsstufe von Spazieren gehen bezeichnet werden. Wer länger als eine Stunde in zügigem Tempo geht, kann schon von einer Kurzwanderung sprechen. Ungeübte sollten erst im flachen Gelände wandern und erst nach einem gewissen Trainingszustand ins Gebirge gehen. Weiche Naturböden oder Waldwege sind günstiger als Teerstraßen. Tragen Sie am besten weiche, gepolsterte Schuhe, die ein gutes Abrollen der Fußsohle zulassen.

Wer unter der Woche wenig Zeit für Bewegung hat, sollte das Wochenende unbedingt für den körperlichen Ausgleich nutzen. Herrlich entspannend sind Wanderungen, die Ihrem Konditionszustand entsprechen. Dosierte Anstrengung

Dosiert beginnen und langsam steigern.

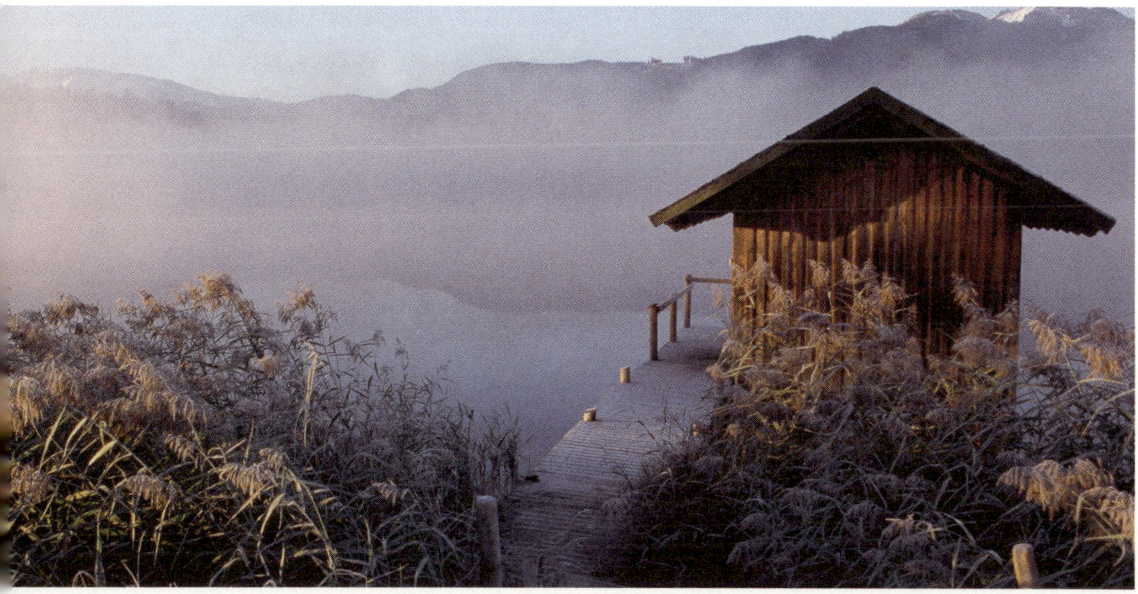

stärkt und belebt Körper und Geist, übertriebener Ehrgeiz bewirkt das Gegenteil. Hüten Sie sich vor Gewaltmärschen ohne vorheriges Training.

Regelmäßigkeit ist wichtig.
Reichlich Wasser trinken.

Vom Venenwalking zum Joggen

Walking kommt aus Amerika und erfreut sich immer größerer Beliebtheit. Walking bedeutet nichts anderes als »schnelles, sportliches Gehen«. Richtiges Walken ist sicherlich wesentlich effektiver als übertriebenes Joggen. Im Gegensatz zum Joggen werden beim Walken die großen Gelenke wie auch das Herz-Kreislauf-System geschont.

Venenwalking ist besonders gelenkschonend.

Joggen setzt einen besseren Trainingszustand voraus, denn die Gelenke und Knorpelschichten werden mehr belastet, da wir mit dem drei- bis vierfachen Gewicht auftreten. Beim Walken wird das Körpergewicht viel langsamer von der Ferse auf den Fußballen verlagert. Regelmäßiges Walken oder Joggen stärkt das Bindegewebe und die Beinmuskulatur einschließlich der Fußmuskeln, außerdem werden die Muskelpumpenfunktionen und die Rückflussgeschwindigkeit des venösen Blutes nachweisbar aktiviert.

Tipp

Walken oder Joggen – beide Formen des Laufens sind gut – entscheiden Sie selbst nach Kondition und körperlicher Verfassung.

Achten Sie beim Walken, Joggen oder Nordic Walking unbedingt auf gute Schuhe mit optimaler Dämpfung, guter Passform und entscheiden Sie sich für einen Schuh aus einem atmungsaktiven Material. Kaufen Sie Sportschuhe am besten in den späten Nachmittagsstunden, dies gilt vor allem für alle, die zu Beinschwellungen neigen.

So walken Sie richtig:

★ Bei jedem Schritt die Fußspitze erst nach oben heben und die Ferse bei leicht gebeugtem Knie aufsetzen.
★ Den Fuß von der Ferse bis zu den Zehen bewusst abrollen, bis Sie sich mit der Fußspitze am Boden abdrücken.

- ★ Die Abroll- und Abdrückbewegung aktiviert die Muskelpumpe optimal.
- ★ Die Arme sind dabei leicht angewinkelt und schwingen entspannt mit, dabei bitte die Hände nicht krampfhaft zusammenballen.
- ★ Arme gegengleich mitschwingen lassen: rechter Arm und linker Fuß, dann umgekehrt.
- ★ Der Atemrhythmus könnte je nach Tempo folgendermaßen sein: 3 Schritte ein- und 4 bis 6 Schritte ausatmen.
- ★ Ideal ist das Einatmen durch die Nase und das Ausatmen durch den Mund.
- ★ Das Tempo beim Walken liegt zwischen Gehen und Joggen.

Finden Sie Ihren individuellen Atemrhythmus, besser länger Ausatmen als Einatmen.

Wichtig:
Wie auch beim Joggen oder Nordic Walking sollten Sie eine Aufwärmphase berücksichtigen und dazu sanfte Dehnungsübungen durchführen.

Richtiges Abkühlen ist ebenso wichtig. Achten Sie bitte darauf, dass Sie nicht plötzlich aufhören, sondern durch drei bis fünf Minuten langsames Gehen Ihr Herz wieder in den Normalzustand bringen. Bauen Sie leichte Dehnübungen in die Auslaufphase ein.

Tipp

Anfänglich in einer Gruppe zu laufen ist sicherlich eine wertvolle Hilfe.

Wählen Sie selbst aus nach Konditionszustand, Alter und Lust, ob Sie sich für Walken oder Joggen entscheiden. Walken ist für viele ein idealer Einstieg ins Ausdauertraining und manche steigern es bis zum regelmäßigen Lauftraining. Oft fällt der Start leichter, wenn Sie ein Trainingsprogramm haben. Es gibt zur Zeit reichlich Literatur über richtiges Laufen und dazugehörende Übungspläne.

Nordic Walking – Ganzkörpertraining für Jung und Alt

Eine ziemlich neue Sportart.

Optimales Ausdauertraining.

Erkundigen Sie sich, vielleicht gibt es auch in Ihrer Nähe eine Nordic-Walking-Gruppe, der Sie sich anschließen könnten.

Diese neue Bewegungsform ist ein aktives Gehen mit speziellen Stöcken, die den gesamten Oberkörper in die Bewegung mit einbeziehen. Dadurch wird ein schonendes, aber trotzdem wirkungsvolles Ganzkörpertraining ermöglicht. Ursprünglich wurde Nordic Walking als Sommertraining für den klassischen Skilanglauf entwickelt, doch inzwischen findet es immer mehr Anhänger im Bereich des Breitensports. Nordic Walking, d. h., Ausdauertraining für Ihr Herz-Kreislauf-System und Kräftigung samt Stretching für die Muskulatur.

Nordic Walking eignet sich als zusätzliche Variante zum Walken oder Joggen. Besonders der Ganzkörpereinsatz ist positiv zu bewerten. Durch den Einsatz der speziellen Stöcke wird der Oberkörper gezielt trainiert und dies bei gleichzeitiger Entlastung von Gelenken und Wirbelsäule. Ideal für sportliche Anfänger und Wiedereinsteiger, für Sportler als alternatives Training zum Joggen und für all jene, die diese neue Bewegungsform gern einmal ausprobieren möchten.

Schwimmen – die gesündeste Sportart zur Vorbeugung von Krampfadern und Venenleiden

Beim Schwimmen werden die Oberschenkel- und Wadenmuskulatur trainiert. Der Rückfluss des Blutes zum Herzen wird durch die waagerechte Körperlage gefördert. Die rhythmischen Beinbewegungen, die intensive Muskeltätigkeit sowie die vertiefte Atmung unterstützen den venösen

Rückfluss. Positiv verstärkend wirkt sich der Wasserdruck und der thermische Reiz des Wassers aus. Die oberflächlichen Venen werden durch die Kälte und den Druck des Wassers »zusammengezogen«, was die Schweregefühle und Stauungszustände verringert. Sind die Beine einen Meter unter Wasser, so ist der Wasserdruck, der auf die Füße einwirkt, vergleichbar mit einem Kompressionsverband stärkster Klasse.

Thermalbäder sind für Venenkranke nur bedingt zu empfehlen. Suchen Sie sich nicht den Warmwassertag aus.

So viel Positives sollte Sie zu Ausflügen an den See oder ins Schwimmbad motivieren. Angebote wie Aquajogging oder Wassergymnastik sind ausgezeichnete Ergänzungen und können jedem Venenpatienten nur empfohlen werden. Und wer im Urlaub gerne schnorchelt, trägt durch die Beinbewegungen mit den Flossen ebenfalls zu einem vermehrten Rückfluss des Blutes zum Herzen bei.

... auf zum Schwimmen an den See.

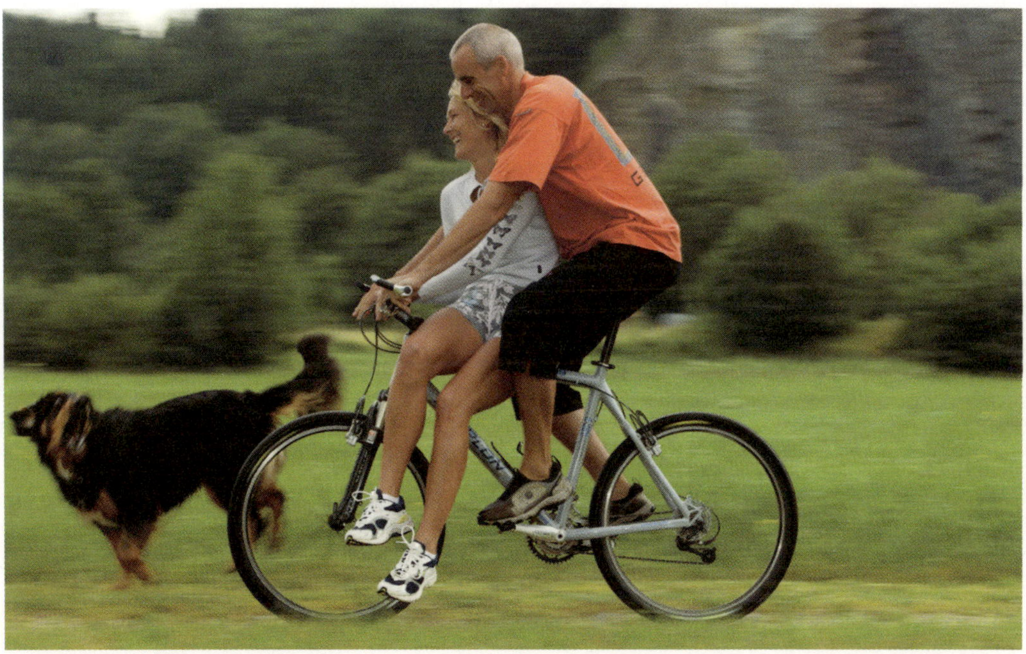

Radfahren – entstauend und gelenkschonend

Trinkflasche nicht vergessen!

Achten Sie auf den richtigen Gang.

Kein zu starker Kraftaufwand beim Treten Legen Sie einen leichten Gang ein.

Radfahren ist eine Sportart, bei der die gesamte Beinmuskulatur trainiert wird. Vor allem bei Hüft- oder Kniegelenksbeschwerden bevorzugen viele das Radfahren. Die venenfreundlichste Haltung beim Radfahren ist ein aufrechter Oberkörper, um Stauungen im Becken- und Hüftbereich zu vermeiden. Wer aber voller Begeisterung mit dem Rennrad oder Mountainbike fährt, möge sein eigenes Wohlbefinden in den Vordergrund dieser Empfehlung stellen.

Tipp

Beim Radeln sollten Sie darauf achten, dass der vordere Fußballen auf das Pedal gesetzt wird, denn so erhöht sich der Einsatz der Bein- bzw. Wadenmuskeln. Die Sprunggelenkpumpe wird während des Radelns durch betontes Beugen und Strecken im Sprunggelenk besonders aktiviert.

Venengymnastik

Regelmäßige Bein- und Fußgymnastik kräftigt die Muskulatur und wirkt äußerst entstauend.

Entstauende Übungen sollten zu Ihrer täglichen Gewohnheit werden, wie das Zähneputzen. Übrigens, beim Zähne putzen können Sie ideal Venengymnastik einbauen. Und schon haben Sie morgens und abends jeweils zwei Minuten entstauende Gymnastik integriert. Die vorgeschlagenen Übungen machen wesentlich mehr Spaß, wenn Sie dazu Musik hören. Ein weiterer Vorteil von flotter Musik ist die Zeitvorgabe, denn besonders effektiv sind die Übungen, wenn man nicht nur fünf Sekunden mit den Füßen wippt. Der Rhythmus der Musik motiviert nicht nur länger durchzuhalten, sondern lässt uns auch im Takt mitgehen.

Viele Übungen können Sie problemlos in den Alltag einbauen. Beispielsweise während der Bürotätigkeit, bei längerem Stehen in Haushalt, beim Fernsehschauen und vielem mehr.

Sinnvoll ist es, sich ein kleines Übungsprogramm zusammenzustellen, das zur täglichen Gewohnheit wird. 15 bis 20 Minuten Übungszeit sollten Sie mindestens aufbringen. Mancher beginnt schon vor dem Aufstehen im Bett mit sanften Übungen.

Jeder Venenpatient, der krankheitsbedingt das Bett hüten muss, sollte unbedingt leichte Gymnastikübungen im Liegen zur Aktivierung der Muskelpumpe durchführen, um so den Kreislauf zu stärken und einer Thrombose vorzubeugen.

Tipp

Die Muskelpumpe ist eines der wichtigsten Hilfsmittel für den Transport des Venenblutes.

Bitte beachten Sie:

★ Wiederholen Sie die vorgeschlagenen Übungen etwa 15 bis 20-mal, je nach Kondition und Belastbarkeit.
★ Während der Übungen den Atem bitte nicht anhalten oder pressen, sondern »Atem entspannt fließen lassen«.
★ Übertreiben Sie anfangs nicht – Sie sollten nach den Übungen nicht schweißgebadet und »außer Atem« sein. Üben Sie langsam und im Einklang mit Ihrem Atem.

Bewegung verstärkt den Lymphfluss.

Richtiges Atmen unterstützt die Übungen auf sinnvolle Weise.

Hinweis: Sollten während des Übens Schmerzen auftreten, bitte zum Phlebologen (Venenfacharzt) gehen. Wer sonst Kompressionsstrümpfe trägt, führt die Übungen selbstverständlich mit Strumpf durch, wodurch die Wirkung noch verstärkt wird.

Ziel der Übungen:

★ Aktives Einsetzen der Fußsohlen-, der Sprunggelenk- sowie der Wadenmuskelpumpe.
★ Übungen, bei denen der Wadenmuskel kräftig angespannt und wieder entspannt wird, leisten einen wichtigen Beitrag zur Förderung des venösen Rückstroms.

Die Wadenmuskelpumpe ist die wichtigste venöse Transportkraft.

Eine verkürzte Wadenmuskulatur erfüllt ihre Pumpfunktion nur »ungenügend«. Verbessern Sie Ihre Beingesundheit nicht nur durch kräftigende Übungen, sondern auch durch Dehnübungen.

Eine eingeschränkte Beweglichkeit im Sprunggelenk hat eine Verminderung der Wadenmuskelpumpe zur Folge.

★ Bewegungen aus dem Sprunggelenk heraus (Sprunggelenkpumpe) wirken auf die Venengeflechte des Knöchelbereichs entstauend und bewirken außerdem eine An- und Entspannung der Wadenmuskulatur. Somit ist die Beweglichkeit des Sprunggelenks und der Achillessehne für die Muskelpumpe von Bedeutung.
★ Das Auftreten und das Abrollen der Füße wirkt auf die Blutgefäße in der Fußsohle entstauend, daher bitte für die Übungen nur Socken oder geeignetes Schuhwerk mit flexibler Sohle tragen.
★ Sportliche Betätigung und eine vertiefte Atmung verbessern die Fließgeschwindigkeit des Blutes immer positiv.
★ Ergänzende Bewegungen der oberen Gliedmaßen wie beispielsweise der Finger, der Hände bis hin zum Armkreisen führen zusätzlich zu einer Verstärkung des Pulses.

Übungen im Liegen – besonders wirkungsvoll

Tipp

Legen Sie bitte ein kleines Kissen unter den Kopf. Bei Rückenproblemen am besten zusätzlich ein flaches Kissen oder die Hände unter die Lendenwirbelsäule legen. Entlasten Sie Ihren Rücken, indem Sie die Beine angewinkelt auf den Boden stellen.

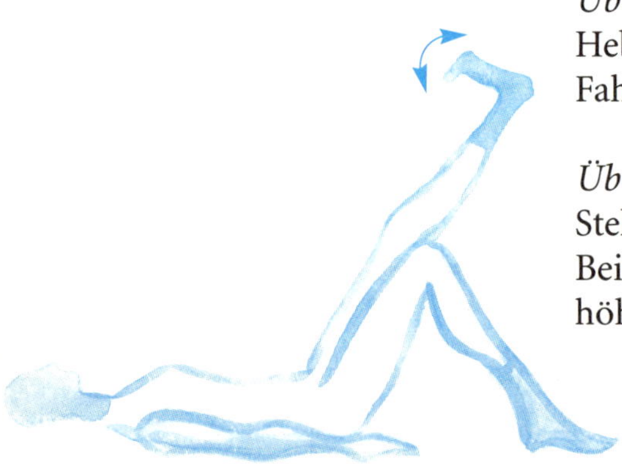

Übung 1

Heben Sie beide Beine gebeugt an und fahren Sie Fahrrad in der Luft, mindestens 30 Sekunden lang.

Übung 2

Stellen Sie ein Bein an und strecken Sie das andere Bein gerade nach oben, anfangs auf gleiche Kniehöhe wie das angestellte Bein (siehe Abb.).

★ Den Fuß des gestreckten Beines aus den Sprunggelenken heraus kreisen und zwar abwechselnd ein- und auswärts, mindestens eine halbe Minute pro Bein.
★ Füße nicht kreisförmig, sondern vor- und zurück bewegen.
★ Nur die Zehen beugen und strecken. Wer zu Krämpfen neigt, bitte kürzere Übungsdauer einhalten.
★ Steigern Sie die Übung indem Sie beide Beine gerade nach oben durchgestreckt anheben und gleichzeitig den rechten und linken Fuß bewegen, alternativ abwechselnd den rechten und linken Fuß (siehe Abb.).

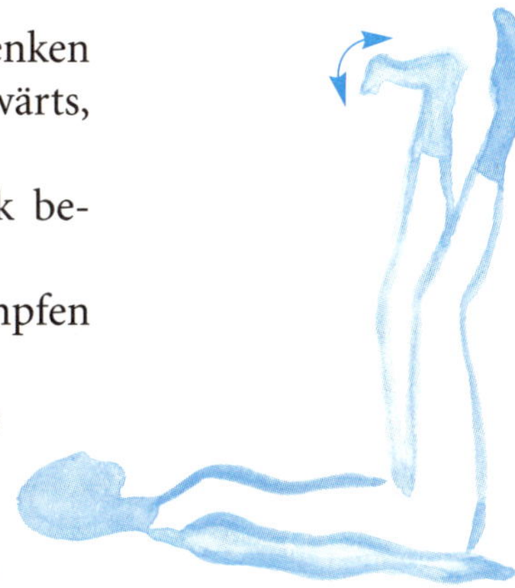

★ Heben Sie beide Beine an und ziehen Sie die Vorderfüße zu sich her und halten kurz diese Spannung.

Übung 3
Ziehen Sie ein Knie zum Bauch, danach strecken Sie es langsam Richtung Decke durch. Senken Sie mit einem tiefen Ausatmen das gestreckte Bein bis kurz vor die Unterlage. 10 bis 15-mal wiederholen, dann Beine wechseln (siehe Abb.).

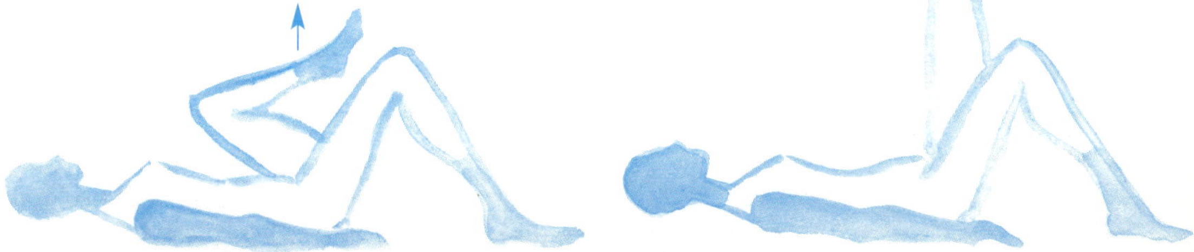

★ Mit beiden Händen den Fuß des gestreckten Beines umfassen und während Sie das Bein nach oben durchstrecken, streichen die Handflächen mit sanftem Druck vom Fuß Richtung Oberschenkel. Durch die Streichbewegungen unterstützen Sie zusätzlich den Abfluss von Lymphflüssigkeit.

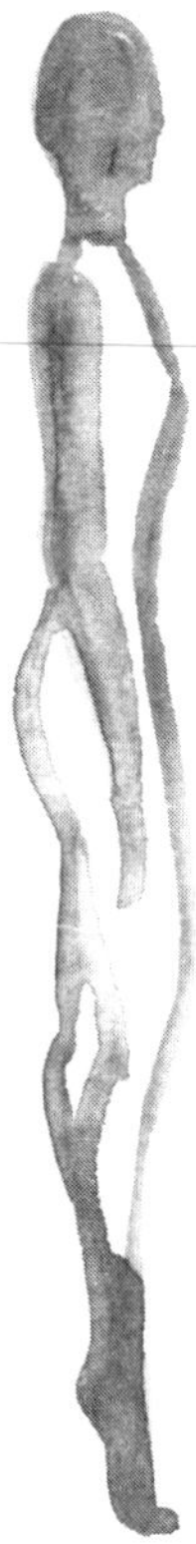

Im Stehen

Übung 1
Gehen Sie auf der Stelle.

★ Abwechselnd die rechte und die linke Ferse anheben und abstellen. Dabei drücken Sie sich jeweils mit den Fuß kräftig in den Zehenstand.

Übung 2
Stellen Sie sich auf die Zehenspitzen, kurz verweilen und anschließend langsam die Fußsohlen abrollen.

★ Auf Zehenspitzen gehen.
★ Langsamer Wechsel vom Zehenstand zum Fersenstand.

Übung 3
Stehen oder Gehen im Storchengang wie beim Wassertreten. Dabei abwechselnd ein Knie hoch anheben, die Zehen zeigen zum Boden.

Übrigens: Auch Treppensteigen ist eine ideale Venengymnastik für zwischendurch.

Dehnübung

Nach dem Üben können Sie Dehnungsübungen einbauen oder aber im Anschluss an eine sportliche Betätigung wie Laufen, Rad fahren oder Gymnastik. Die Wadenmuskulatur verkürzt sich bei mangelndem Training leider mit zunehmendem Alter. Wirken Sie dem mit einer einfachen Übung entgegen.

Sie können mit beiden Händen ausgestreckt an eine Wand anlehnen, in der Natur ist ein Baum ein guter »Helfer«. In Schrittstellung gehen, das vordere Bein etwas beugen und das Gewicht darauf verlagern.

Strecken Sie das hintere Bein weiter zurück und stellen Sie sich auf die Zehenspitzen. Langsam die Ferse des hinteren Beines in Richtung Boden drücken und den Körper sanft nach vorne neigen. Sie spüren die Spannung im Bereich der Ferse, der Achillessehne und meist auch in der Kniekehle. Halten Sie die Spannung für einige Sekunden, anschließend kurz entspannen und mehrmals wiederholen (siehe Abb.).

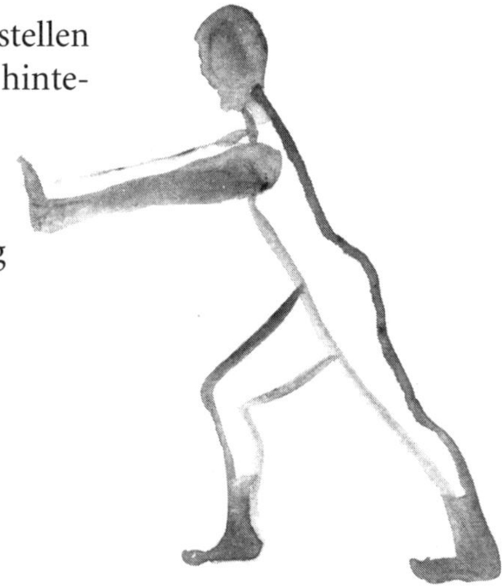

Im Sitzen

Übung 1

Beide Füße gleichzeitig vom Zehenstand in den Fersenstand bewegen, Fußsohle dabei gut abrollen (siehe Abb. 1 und 2).

Ideal beim Telefonieren, in der U-Bahn oder am Schreibtisch.

- ★ Einen Fuß im Zehenstand, den anderen im Fersenstand, dann wechseln.
- ★ Füße auf den Boden stellen und abwechselnd rechten und linken Fuß in Fersenstand – am besten im Rhythmus zur Musik mitwippen (siehe Abb. 3 und 4).
- ★ Abwechselnd rechten und linken Fuß in Zehenstand.

Übung 2

Heben Sie abwechselnd ein Bein an und bewegen Sie aus dem Sprunggelenk heraus kreisförmig den Fuß, abwechselnd in beide Richtungen.

Im Rhythmus eines Liedes durchführen.

- ★ Fußsohle gerade auf und ab bewegen.

Übung 3

Einen kleinen Noppenball abwechselnd unter der rechten und linken Fußsohle massierend kreisen lassen.

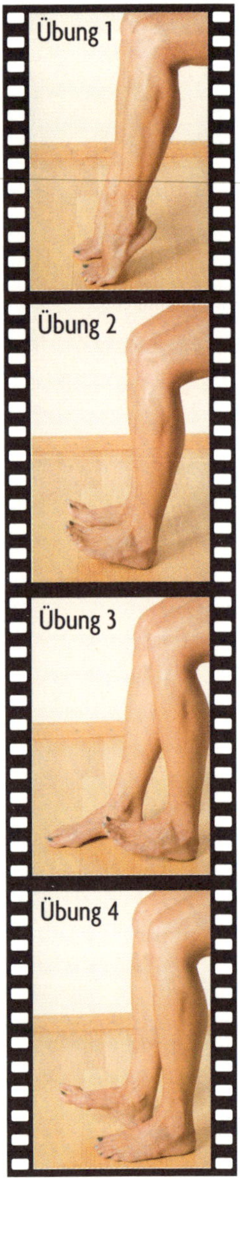

Übung 4

Mit den Zehen krallen.

★ Mit den Zehen Gegenstände aufheben wie Murmeln, Zeitungspapier usw.

Versuchen Sie einmal mit einer Schale Sand oder feinem Kies vom letzten Urlaub das Gefühl von Sandstrand ins Wohnzimmer zu holen.

★ Krallen Sie die Zehen kräftig in den Sand ein, dann wieder entspannen.

★ Nehmen Sie etwas Sand zwischen die Zehen, heben das Bein etwas und lassen Sie den Sand langsam wieder in die Schüssel rieseln.

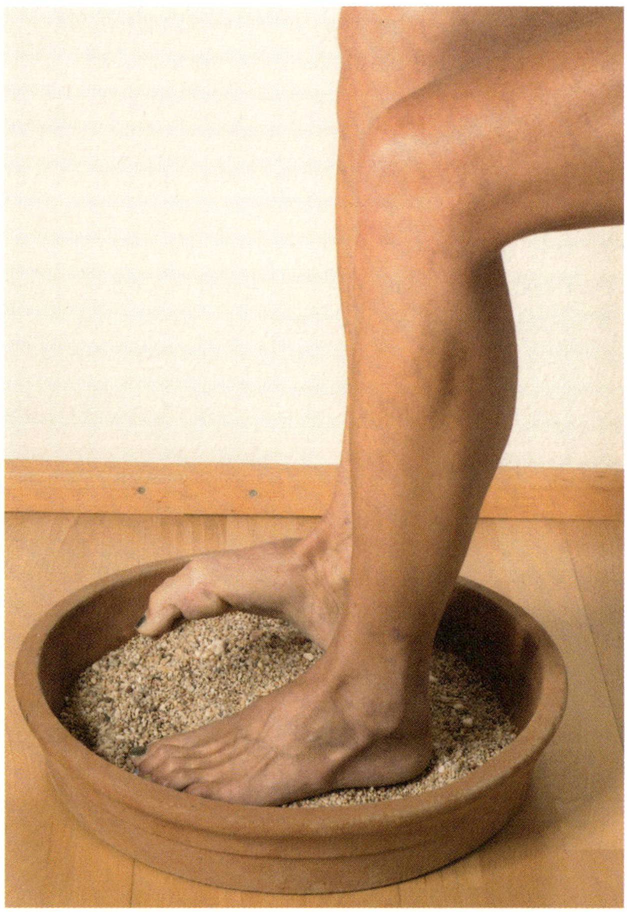

Passiv entstauen

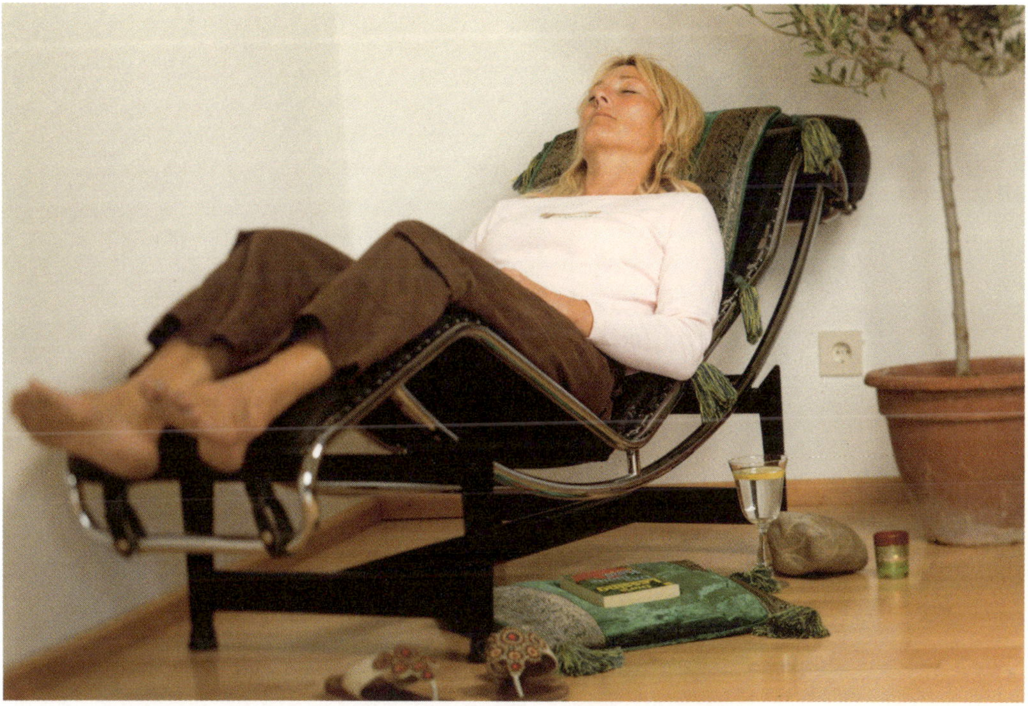

Nun haben Sie eine kleine Pause wirklich verdient. Legen Sie Ihre Beine einfach eine Weile hoch. Hochlagern beschleunigt den venösen Rückfluss, wirkt entstauend und entlastet die Venenklappen. Generell sollte jeder Venenpatient die Beine so oft wie möglich hochlegen. Personen mit sehr hohem Blutdruck befragen bitte den Arzt.

In Verbindung mit entstauenden Übungen ist der Nutzen des Hochlagerns entschieden größer. Es gibt spezielle Venenkissen, die sich besonders bewährt haben.

Venenkissen sind bewährt und sicherlich eine gute Investition.

Tipp

Für Venenpatienten ist es von Vorteil, das Bettende etwas höher zu stellen, indem Sie unter die Bettfüße zwei etwa 7–10 cm hohe Holzklötze stellen. Alternativ können Sie auch unter die Matratze oder das Spannbetttuch einen Keil oder ein Handtuch legen. Vorsicht beim Verstellen des Lattenrostes! Achten Sie bitte darauf, dass Ihr Rücken gerade auf der Matratze ruhen kann.

Richtige Atmung

Bessere Sauerstoffversorgung durch richtige Atmung.

Unser kräftigster Atemmuskel ist das Zwerchfell. Bei einer tiefen Einatmung kommt es zu einem Unterdruck im Bauchraum sowie der unteren Hohlvene. Dies wirkt auf die Fließgeschwindigkeit in den herznahen Venen. Bei einer tiefen Atmung, auch »Zwerchfellpumpe« genannt, wird bewirkt, dass der Blutstrom aus den tiefen Beinvenen in die Becken- und Bauchvenen wie aus den Hohlvenen zum Herzen unterstützt und somit die Strömungsgeschwindigkeit des venösen Blutes gesteigert wird.

Zusätzlich verbessert tiefes Atmen die Sättigung des Blutes mit Sauerstoff und führt somit zu einer besseren Gesamtversorgung. Bewegungsarmut, Stress und falsche Ernährung nehmen häufig Einfluss auf unseren Atem und machen ihn oft »flach und oberflächlich«. Wirken Sie dem entgegen, indem Sie statt der flachen Brustatmung öfters bewusst »tief in den Bauch atmen«.

Eine tiefe Bauchatmung ist eine wertvolle Hilfe für den Blutrückfluss.

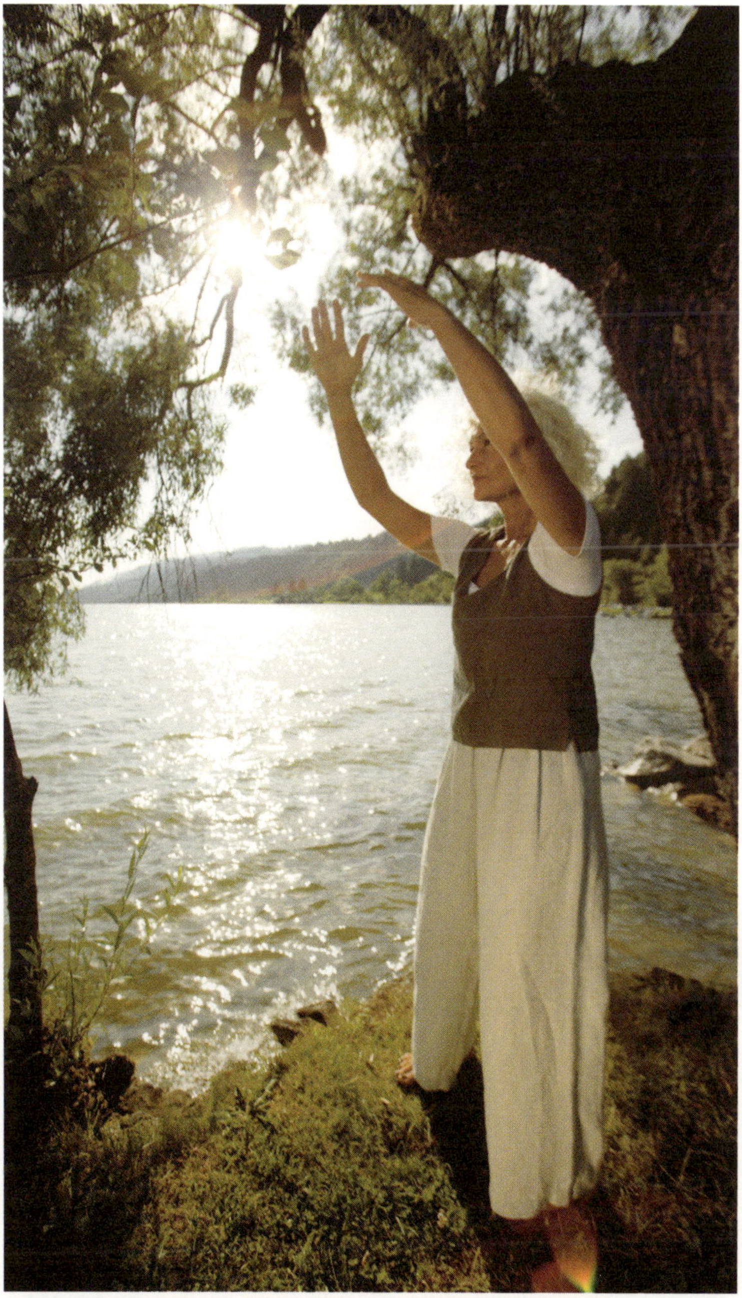

»Sich des Atems bewusst zu werden ist eine Möglichkeit, im gegenwärtigen Augenblick anzukommen.«

Thich Nhat Hanh

Die sanften Bewegungen im Qigong oder Tai-Chi sind empfehlenswert zur Schulung eines tiefen Atem.

Eine besonders entspannende und bewährte Atemgymnastik ist das Wandern. Es gibt heutzutage zusätzlich zahlreiche Methoden gezielter Atemschulung wie beispielsweise Yoga, Meditation, Qigong oder Tai-Chi.

Tipp

Unterbrechen Sie im Alltag öfter einmal Ihr Tun und halten Sie einfach einen Moment inne. Dies kann im Sitzen wie auch im Stehen stattfinden. Legen Sie die Hände auf den Bauch und spüren Sie Ihren Atem. Tief durch die Nase einatmen, dabei den Bauch nach vorne wölben und beim Ausatmen den Bauch wieder einziehen. Wenn Sie möchten, können Sie das Ausatmen durch Töne verstärken.

Achten Sie bei allen Bewegungsübungen auf ein entspanntes Mitatmen.

Qigong

Qigong ist ein Sammelbegriff für eine Vielzahl von Übungen, die in ihrer Unterschiedlichkeit von der Meditation bis zur Kampfkunst reichen. Sie sind Teil der Traditionellen Chinesischen Medizin (TCM), einer Erfahrungsheilkunde, die beispielsweise über Akupunktur- oder Akupressurpunkte die Zirkulation der Körperenergie (Qi) beeinflusst. Die langsamen und fließenden Bewegungen im Qigong wirken sich ebenfalls positiv auf die Blutzirkulation aus.

Qigong ist Arbeit an und mit unserer Lebensenergie. Mit Hilfe der Atmung, der Vorstellungskraft, speziellen Körperhaltungen und harmonischen Bewegungen verbessern Sie Ihr Wohlbefinden und langfristig auch die Gesundheit. Für einen Venenpatienten ist Qigong eine harmonische »Körperarbeit«, die den Atem natürlich fließen lässt und unseren Geist und die Muskulatur entspannt, aber auch kräftigt.

Die heilsamen Reize des Wassers

»Die besten Gesundheitsmaßnahmen sind die, die Stärkendes auch spüren lassen.«

Sebastian Kneipp

Vorbeugen und Stärken mit Kneipp

Das Heilen mit Wasser, auch Hydrotherapie genannt, ist eines der ältesten Naturheilverfahren. Ein großer Pionier auf diesem Gebiet war und ist bis zum heutigen Tag Sebastian Kneipp (1821–1897), der als »Wasserheiler« weit über seinen Wirkungskreis Bad Wörishofen hinaus, bekannt und geschätzt wurde.

Die Hydrotherapie nach Kneipp gehört zu den wissenschaftlich anerkannten Naturheilverfahren.

Kneipp ist aber nicht der Erfinder der Wasserheilkunde. Sein großer Verdienst war sicherlich die Verfeinerung und Erweiterung der ursprünglich sehr reizstarken Wassertherapie. Heute würde man sagen, er erkannte, dass die Beachtung der Konstitution eines Menschen der Schlüssel für eine erfolgreiche Behandlung ist und dass auch sanfte Anwendungen helfen können. Aus dieser Beobachtung heraus entwickelten sich »sanfte Wasseranwendungen« wie beispielsweise die Waschungen, Teilbäder, Güsse oder die bewährten Wechselanwendungen.

Wer sich für Kneipp-Anwendungen begeistern kann, wird sich auf ein fundiertes und bewährtes Wissen mit wis-

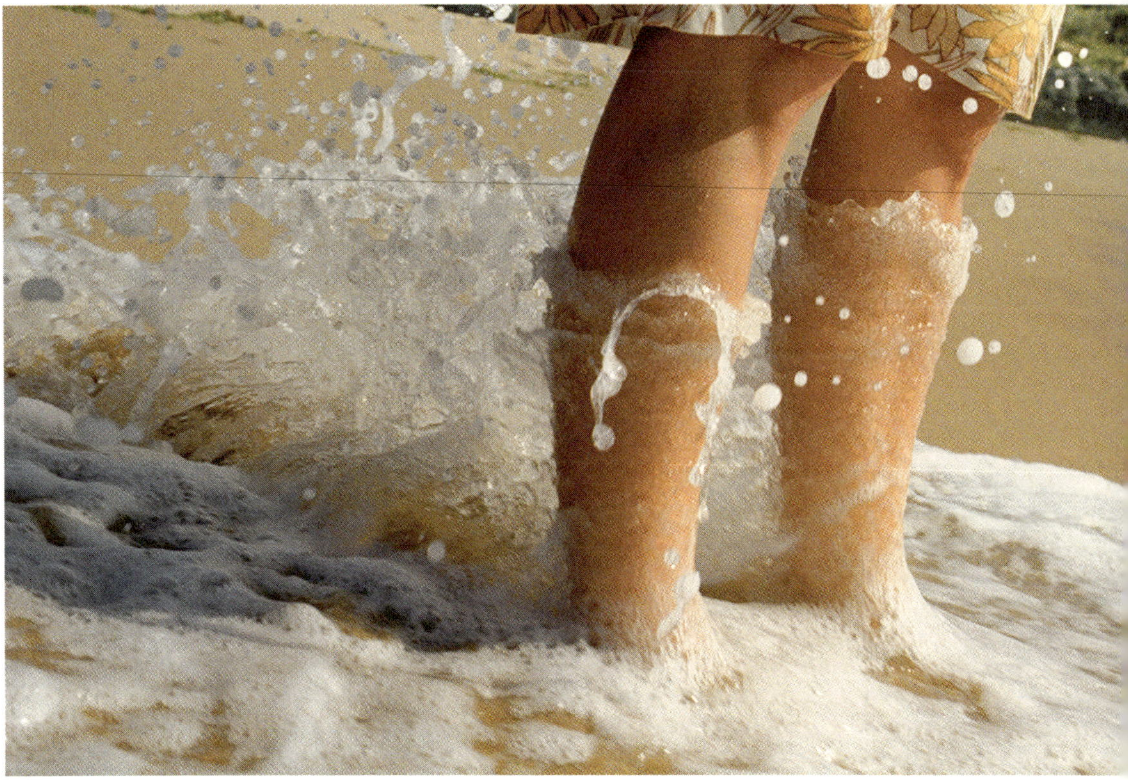

senschaftlich nachweisbarer Wirkung verlassen können. Anfangs kostet es etwas Überwindung, doch schon nach wenigen richtig gewählten Anwendungen werden auch Sie von den überaus positiven Wirkungen dieser Reiztherapie begeistert sein. Jeder Venenpatient sollte die wohltuenden Wasserreize in seinen Tagesablauf einbauen.

Thermische Reize – eine besondere Herausforderung

Wasser dient als idealer Temperaturträger und stellt einen optimalen Vermittler von Wirkstoffen und Reizen dar.

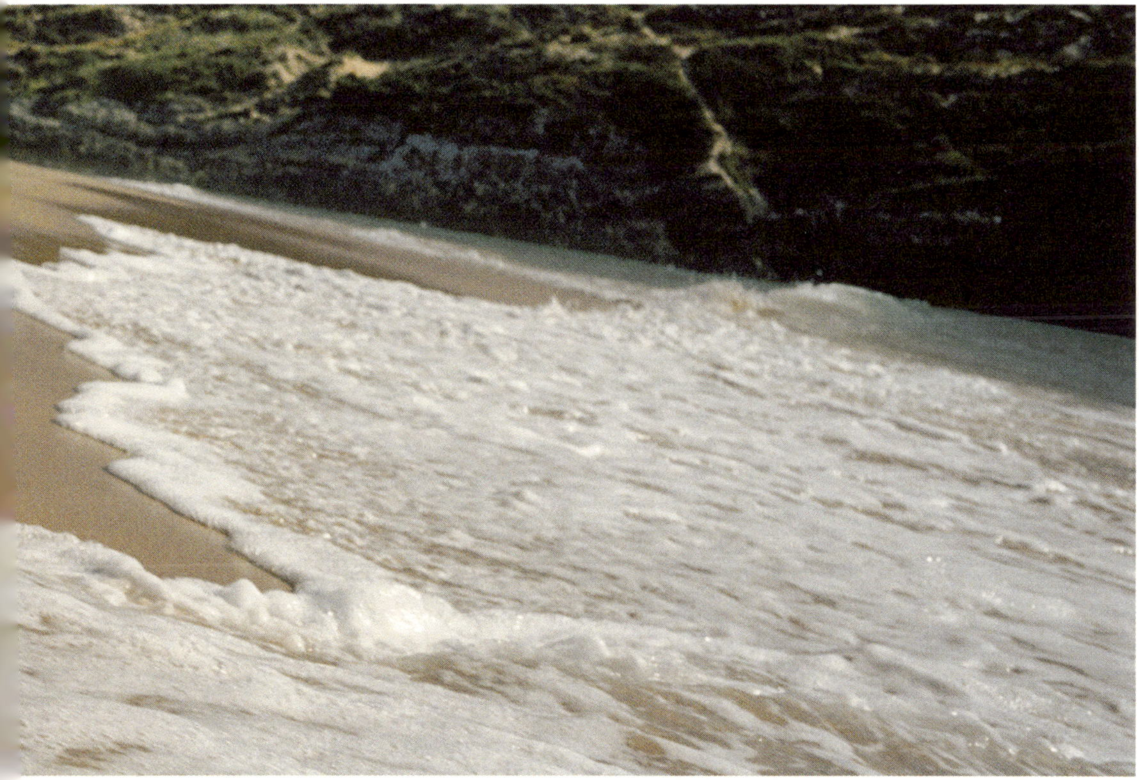

Außerdem ist Wasser bester Leiter von Wärme und Kälte. Seine Leitfähigkeit ist um ein Vielfaches besser als die der Luft, deshalb wirken Anwendungen mit kaltem oder warmem Wasser wesentlich intensiver auf den Körper.

Die Anpassungs- und Reaktionsfähigkeit des Organismus wird besonders an der Gefäßreaktion deutlich. Auf thermische Reize reagieren insbesondere Kreislauf, Wärmehaushalt, Stoffwechsel, Nervensystem und Drüsen. Darüber hinaus können Wasserreize sowohl anregend als auch beruhigend wirken.

Wasser gilt als optimaler Leiter von Wärme oder Kälte.

Wasserreize und ihre Wirkungsweise.

Wasserreize haben eine tiefgreifende Wirkung.

Ziel der Wasseranwendungen ist an erster Stelle ein verbessertes Körpergefühl und eine bessere Durchblutung. Regelmäßig eingesetzte Kaltreize im Sinne einer stufenweisen Reizsteigerung verbessern die Leistungsfähigkeit von Herz und Kreislauf, da der Organismus stets auf den Reiz reagiert. Durch die besondere Art dieser Reaktion gelingt es, den zunächst störenden Kaltreiz in einen anregenden Lebensreiz umzuwandeln. Dies entspricht der Gedankenweise von Kneipp zur Abhärtung, Immunstärkung und Durchblutungsverbesserung. Gern möchten wir einen Spruch von Sebastian Kneipp zitieren: »Will man die Krampfadern an den Beinen heilen, so erzielt man nur dann einen guten Erfolg, wenn man auf den ganzen Körper einwirkt, damit sich eine geregelte Zirkulation des Blutes wieder einstellt«.

Kneipp-Anwendungen sind somit nicht nur symptomatisch wirkende Reize, sondern erzielen gerade bei langfristigem Einsatz eine äußerst hohe und stärkende Wirkung in Bezug auf die gesamte Gesundheitssituation.

Außer der guten Wirkung auf die Venen haben Kneipp-Anwendungen viel Gutes für Ihre Gesundheit zu bieten:

- ★ Einwirkung auf das gesamte Körpergeschehen, der Reiz wirkt weit über das behandelte Gebiet
- ★ Harmonisierung vegetativer und endokriner Regelkreise
- ★ Reflektorische Wirkung auf zugeordnete Organe
- ★ Optimales Gefäßtraining
- ★ Durchblutung der Haut und der Schleimhäute wird verbessert
- ★ Stoffwechsel und Lymphsystem werden aktiviert
- ★ Nachweisbare Verbesserung der Abwehrkräfte
- ★ Vertiefte Atmung
- ★ Bessere Versorgung und Entgiftung der Zellen

- ★ Optimierung des Wärmehaushaltes
- ★ Verbesserter Transport von Gewebeflüssigkeit
- ★ Anregung des Hautstoffwechsels
- ★ Säureabbau und Entgiftung über die Haut

Kneipp bei Venenerkrankungen

Bei Venenerkrankungen stehen die Kaltwasseranwendungen im Vordergrund. Die Muskelfasern in den Venenwänden reagieren sehr schnell auf Temperaturreize. Bei Wärme dehnen sich die Venen aus, bei Kälte verringert sich ihr Durchmesser. Durch einen Kältereiz – beispielsweise beim Knieguss oder Wassertreten – wird der Blutfluss nachweisbar verbessert. Auch wirkt der hydrostatische Druck des Wassers auf den Blutkreislauf unterstützend.

Besonders hervorzuheben ist bei allen kalten Wasserreizen die entstauende, Rückfluss fördernde und Venen tonisierende Wirkung. Durch die Reduzierung des Venendurchmessers wird gleichzeitig die Funktion der Venenklappen verbessert. Bei durchgeführten Untersuchungen wurde eine Stabilisierung der Venenfunktionen bei regelmäßigem Einsatz von Kniegüssen belegt und damit einhergehend eine etwa 40-prozentige Steigerung der Rückflussgeschwindigkeit während des ganzen Tages beobachtet.

Beim Venenpatienten wird je nach Schwere der Erkrankung vom Arzt differenziert beurteilt werden, ob auch Wechselanwendungen sinnvoll sind. Vorrangig kommen sie bei Personen zum Einsatz, die häufig über kalte Füße klagen und über zu wenig Eigenwärme verfügen, um optimal auf Kaltreize zu reagieren.

Zweimal täglich ist empfehlenswert.

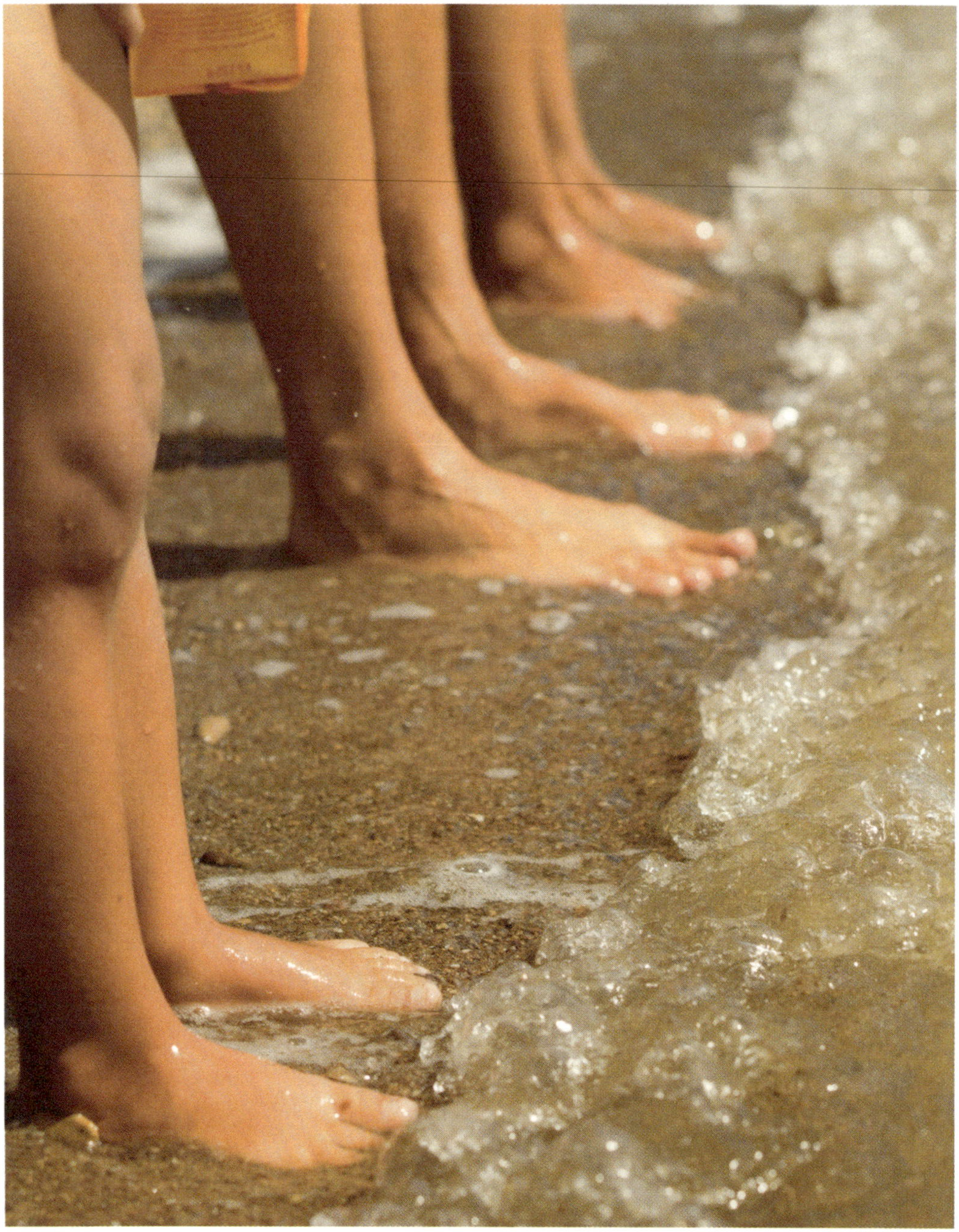

Wasseranwendungen sind ein Pflichtprogramm für jeden Venenpatienten und ein optimales Stärkungsprogramm für unsere Beinvenen:

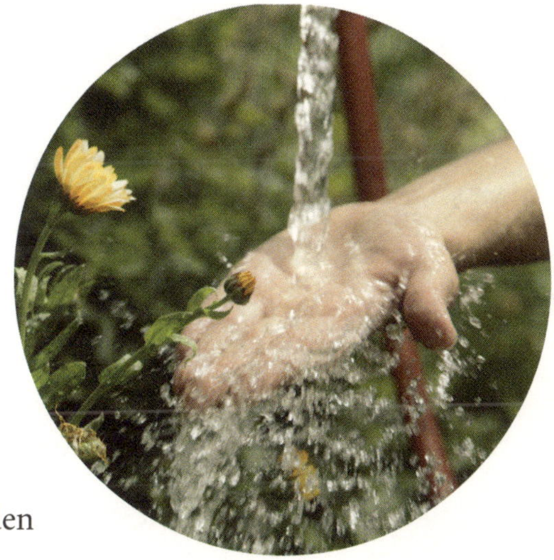

Wirkungen der Kaltreize nach Kneipp:

★ Trainieren und stärken die Muskeln in den Venenwänden
★ Verringern den erweiterten Venendurchmesser und den Beinumfang
★ Verbessern die Venenklappenfunktion
★ Steigern die Blutzirkulation in den Venen
★ Erhöhen die Gewebsspannung
★ Steigern die Transportleistung der Venen
★ Aktivieren den Kreislauf
★ Lindern Stauungs- und Schweregefühle in den Beinen
★ Verbessern das Wohlbefinden spürbar

Richtig kneippen

Folgende Regeln sollten Sie unbedingt beachten:

★ Kalte Anwendungen niemals bei kalten Füßen durchführen – unbedingt vorher für Erwärmung wie z. B. durch Bewegung sorgen; ansonsten eine Wechselanwendung wählen.
★ Keine Kaltreize, wenn Sie frieren oder frösteln.
★ Die Dauer der Anwendung nach Gefühl und Jahreszeit wählen.
★ Für anschließende Wiedererwärmung sorgen, ideal sind Übungen aus der Venengymnastik oder Beine hochlegen.

- ★ Nach jeder Behandlung müssen Sie sich wohl fühlen und dürfen nicht frieren.
- ★ In der Regel sollen die Beine nach einer Anwendung nicht abgetrocknet werden, sondern nur die Füße. Denken Sie bitte an die Zehenzwischenräume bei Fußpilz.
- ★ Je stärker die Temperatur von der Kerntemperatur abweicht, und umso großflächiger die Anwendung ist, desto stärker ist der Reiz.
- ★ Übertreibungen meiden, aber für ein konsequentes Integrieren in den Alltag sorgen.
- ★ Wer noch nie mit Kaltanwendungen gearbeitet hat, möge bitte seinen Körper erst sanft an diese Reiztherapie gewöhnen. Beginnen Sie zunächst mit kleinflächigen Anwendungen oder Waschungen.

Kneipp-Merksatz:
Optimal sind sanfte und mittlere Reize, denn zu starke Reize können nicht »bestmöglichst beantwortet« werden und schwächen mehr als sie nützen.

Wichtig:
Bei akuter tiefer Beinvenenthrombose bitte keine Kneipp-Anwendungen durchführen. Diese Diagnosen verlangen unbedingt eine Absprache mit Ihrem Venenfacharzt oder Kneipp-Hausarzt.

Bei akuten Ischiasbeschwerden, Nervenentzündungen, Neuralgien, Blasen- und Nierenleiden, ausgeprägten arteriellen Durchblutungsstörungen, Ulcus cruris (offenes Bein), schweren Herz-Kreislauf-Erkrankungen, Schwächezuständen, Schilddrüsenerkrankungen und nach Operationen befragen Sie bitte Ihren Arzt.

Kneipp bei kalten Füßen

Es gibt relativ viele Venenpatienten, die häufig über kalte Füße klagen. Wer nun voller Begeisterung von den positiven Wirkungen eines Kaltreizes hört, aber öfters über kalte Füße klagt, ist natürlich verunsichert, denn kalte Anwendungen dürfen nicht auf kalter Haut durchgeführt werden.

In der kalten Jahreszeit sind Wechselfußbäder oder langsam ansteigende, knöchelhohe Fußbäder hilfreich. Bei einem fortgeschrittenen Leiden befragen Sie bitte den Arzt. Stärken Sie Ihren Wärmehaushalt zusätzlich über sanfte Waschungen. Ansonsten führen Sie einen Wechselguss durch, d. h., vor dem kalten Guss wird nach gleicher Vorgehensweise ein kurzer Warmanteil angeboten.

Generell gilt: So viel Wärme wie notwendig, so viel Kälte wie möglich. Beachten Sie die Empfehlungen der Venengymnastik.

Tipp

Suchen Sie einen guten Zeitpunkt in Ihrem Tagesablauf, der die Voraussetzung für Knieguss oder Wassertreten erfüllt, wie beispielsweise nach vorheriger Erwärmung, nach dem Sport oder alternativ nach der warmen Dusche.

Sinnvolle Kneipp-Anwendungen Tautreten – Schneetreten

- ★ Kreislauf stärkend – Ideal für »Morgenmuffel« zum Wachwerden
- ★ Venen kräftigend
- ★ Durchblutungsfördernd
- ★ Vegetativ stabilisierend
- ★ Abhärtend

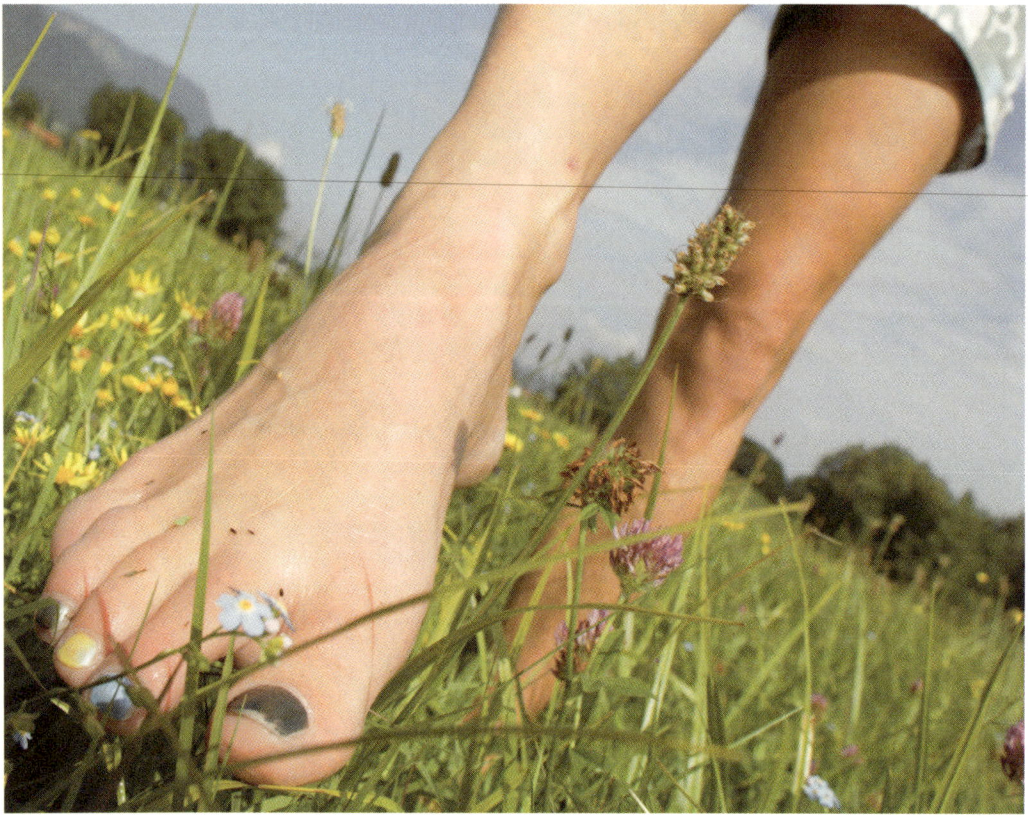

Über die Vorzüge von Barfuß gehen haben wir bereits berichtet (s. S.113). Thermische Reize verstärken die Wirkung dieser wohltuenden »Fußgymnastik«, so dass sie sich für Venenpatienten als besonders sinnvoll erweist. Wer frühmorgens, gleich nach dem Aufstehen, zum Tautreten in den Garten geht, hat einen belebenden Start in den Tag. Oder Sie ziehen beim morgendlichen Laufen durch die Wiesen kurz die Schuhe aus und genießen – solange sich die Fußsohlen warm anfühlen – die Fußmassage und den Tau auf dem Gras. Für die ganz begeisterten Kneipp-Fans bietet sich Schneetreten als stärkere Variante an.

So wird's gemacht:

- ★ Mit warmen Füßen mehrere Minuten (maximal drei Minuten) durch taufeuchtes Gras laufen.
- ★ Anschließend für rasche Wiedererwärmung sorgen und warme Socken anziehen.

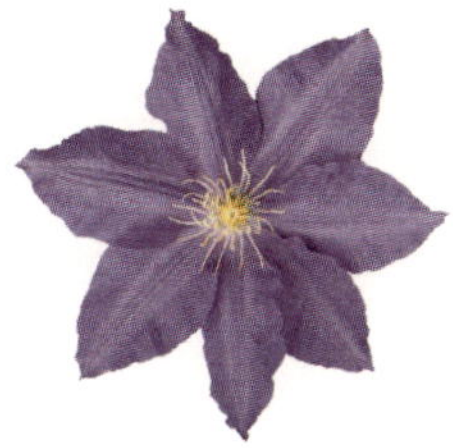

Waschungen – Sanfter Einstieg ins Kneippen

Kneipp'sche Waschungen zählen zu den mildesten Anwendungen der Hydrotherapie. Regelmäßig durchgeführt bewirken sie eine Harmonisierung der vegetativen und endokrinen Regelkreise und stabilisieren den Wärmehaushalt.

Außerdem bewirken Waschungen eine verbesserte Entgiftung über die Haut, was gerade bei Hautproblemen von großem Vorteil ist.

Waschungen haben sich als sanfter Einstieg in die Kneipp-Therapie bewährt. Gerne werden sie als »Wintervariante« anstelle des abendlichen Kniegusses verwendet. Geeignete Zusätze verstärken die Wirkung des Wasserreizes.

Wer leicht friert, macht die Anwendung am besten im Bett, wenn die Füße wohlig warm sind. So verhindern Sie auch ein Auskühlen nach der Waschung. Tipp

Empfehlenswert bei:

- ★ Venösen Beinleiden, Krampfadern
- ★ Erschöpfungszuständen und vegetativen Störungen
- ★ Einschlafstörungen
- ★ Hautproblemen
- ★ Wärmeregulationsstörungen

Nicht anwenden, wenn Sie frieren oder frösteln.

So wird's gemacht:

★ Waschlappen oder Leinentuch tränken.
★ Rechtes Bein: Außenseite hinauf, Innenseite hinunter fahren.
★ An der Rückseite des Beins wieder hinauf einschließlich Gesäß.
★ Waschlappen neu tränken, leicht auswringen.
★ Linkes Bein wie rechtes Bein.

Ziel der Waschung ist ein sanfter Wasserfilm auf der Haut, der aber nicht abgetrocknet werden darf, damit er seine Reizwirkung entfalten kann.

Nach wenigen Minuten wird sich ein angenehm wohliges Wärmegefühl einstellen. Vielleicht werden auch Sie erstaunt sein über die Wirkung dieser einfachen Anwendung. Das beste Ergebnis erzielen Sie, wenn Waschungen über einen längeren Zeitraum, etwa 4 bis 6 Wochen, eingesetzt werden.

Anfangs das Wasser etwa 22 °C warm anbieten und nach Gewöhnung so kalt wie möglich. Der Trainingseffekt für den Organismus ergibt sich unter anderem aus der Steigerung des Kältereizes.

Geeignete Zusätze:

❀ Meersalz oder Natursalz
Dosierung: auf 250 ml Wasser etwa 1 TL Salz.

❀ Apfelobstessig schützt und stärkt den Säureschutzmantel der Haut, steigert den Verdunstungseffekt und hat eine gefäßstärkende und entstauende Wirkung auf unser Venensystem.
Dosierung: 1 Teil Apfelessig auf 2 bis 3 Teile Wasser.

❀ Das frisch riechende Hamamelishydrolat ist eine kleine Kostbarkeit. Kühlend wirkt das erfrischende Pfefferminzhydrolat, besonders wohltuend ist Myrtenhydrolat (Apotheke oder Fachhandel, Bezugsadresse im Anhang).

❀ Sie können Meersalz oder Apfelessig auch hervorragend mit geeigneten ätherischen Ölen wie Myrte, Rosengeranie oder Lavendel extra ergänzen.

❀ Zur Verbesserung des ph-Wertes der Haut und bei Übersäuerungszuständen.
Dosierung: eine Messerspitze Basenpulver oder Natron auf $^{1}/_{4}$ l Wasser.

❀ Rosskastanie als Tinktur verdünnt nach Vorschrift.
Alternativ: etwas Rosskastanienmehl (Apotheke) im Wasser auflösen.

❀ Tees wie beispielsweise Schafgarbe, Buchweizen, Steinklee, Zinnkraut, Pfefferminztee oder bereits fertige Venenteemischungen (Bezugsadresse siehe Anhang) können anstelle von Wasser verwendet werden.

Im Anschluss an eine Waschung können Sie auch eine Öleinreibung auftragen. Bei Bedarf das Öl kühl lagern. Tipp

Güsse – wirkungsvoll und einfach durchführbar

Das Ziel der Güsse ist in erster Linie ein Reaktionstraining der Gefäße. Die Wirkungen der Kneipp-Güsse auf Venen und Arterien sind wissenschaftlich nachgewiesen. Sie stabilisieren den Wärmehaushalt und wirken stärkend auf Ge-

Güsse gehören zu den reizstärkeren Anwendungen.

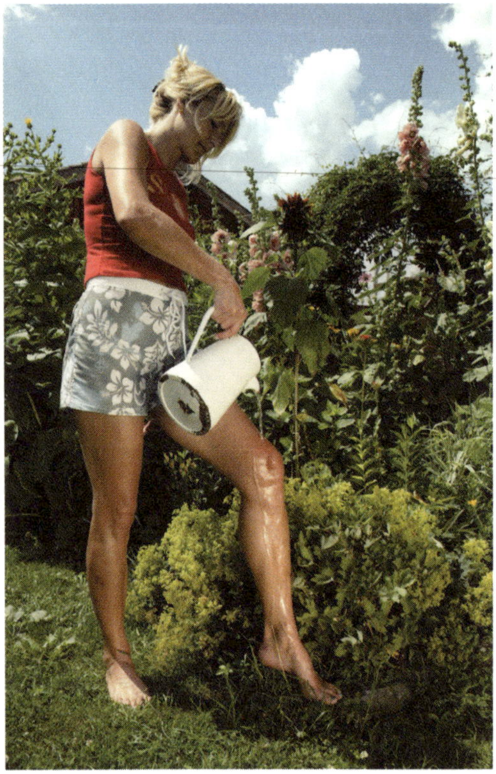

fäße, Venen und das Lymphsystem. Kaltreize führen zu einer schnelleren Fließgeschwindigkeit und sind nicht nur bewährt zur Vorbeugung von Stauungs- und Entzündungszuständen, sondern führen außerdem zu einem allgemein verbesserten Körpergefühl.

Güsse – wohltuend für unsere Venen

★ Beschleunigung und Verbesserung der Blutzirkulation
★ Erhöhung der Gefäß- und Gewebespannung
★ Steigerung der Transportleistung der Venen
★ Verbesserter Venenklappenschluss
★ Verbesserung des Wohlbefindens

Der richtige Guss

Um Sebastian Kneipp wörtlich zu zitieren, wie ein Guss richtig durchgeführt wird: »Das Wasser wird in der Weise gegossen, dass ein gleichmäßiger, gebundener, nahezu druckloser Wasserstrahl die behandelte Stelle wie eine gleichförmige Wasserplatte umschließt.«

Für Venenpatienten mit ausgeprägten Krampfadern ist der sanfte, drucklose Wasserstrahl besonders wichtig, da die therapeutische Wirkung ausschließlich durch die Temperaturwirkung des Wassers erzielt wird und der sanfte Wasserstrahl die Haut ideal »ummantelt«.

Wer nun motiviert ist, regelmäßig Güsse durchzuführen, sollte sich um einen geeigneten Anschluss im Bad bemühen, der einen sanften, gebündelten Wasserstrahl mit etwa 2 cm Durchmesser anbietet. Entweder nehmen Sie eine Gießkanne, einen Gartenschlauch mit $^3/_4$ Zoll, einen geeigneten Duschkopf oder Sie besorgen sich ein spezielles Kneipp-Gießrohr (Bezugsadresse im Anhang).

Bitte beachten:

- ★ Grundvoraussetzung für alle kalten Güsse sind warme Füße. Falls dies nicht der Fall ist, entweder vorher für Bewegung sorgen wie Venengymnastik, Treppen steigen, Kniebeugen machen oder alternativ einen Wechselguss durchführen.
- ★ Nicht unmittelbar nach dem Essen, am besten etwa 30 Minuten später.
- ★ Ausatmend den Guss beginnen, dies macht den ersten Moment wesentlich erträglicher. Achten Sie auf eine ruhige Atmung während der Anwendung.
- ★ Sinnvoll ist eine Unterlage wie ein Holzrost, so dass die Füße nicht im kalten Wasser stehen und auskühlen.
- ★ Idealerweise können Sie die Güsse nach dem morgendlichen warmen Duschen durchführen.

Knieguss – ein »Muss« für jeden Venenpatienten

Empfehlenswert bei:

- ★ Schwere- und Hitzegefühl in den Beinen
- ★ Krampfadern bis hin zu chronischer Veneninsuffizienz
- ★ Stauungszuständen
- ★ Kopfschmerzen
- ★ Einschlafschwierigkeiten
- ★ Störungen des vegetativen Nervensystems

Vorsicht bei sehr niedrigem Blutdruck, ausgeprägten Durchblutungsstörungen der Beine, Harnwegsinfekten, Ischialgie.

Bei frischen Beinthrombosen auf keinen Fall durchführen! Fragen Sie bei allen Unsicherheiten bitte Ihren Arzt!

Tipp *Wer mindestens drei Monate regelmäßig Kniegüsse anwendet, verbessert wissenschaftlich nachweisbar sein Immunsystem.*

So wirds gemacht:

Die Füße müssen für diese Anwendung warm sein!

★ An der herzentferntesten Stelle, also am Fußrücken des rechten Fußes beginnen.
★ Den Wasserstrahl langsam außen an der Wade entlang hoch führen bis etwa eine Handbreit über der Kniekehle.
★ Kurz verweilen, so dass die Rückseite des Unterschenkels umhüllt wird.

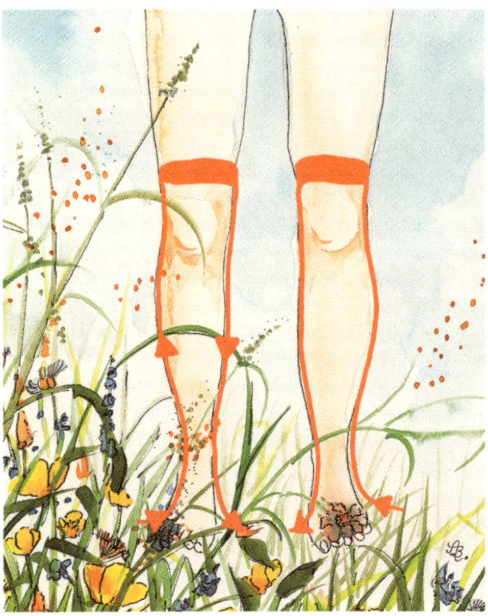

★ Anschließend den Wasserstrahl nach vorne richten – eine Handbreit über der Kniescheibe – und verweilen (siehe Bild).
★ Auf der Innenseite abwärts führen.
★ Wiederholen am linken Bein.
★ Anwendung bitte beenden, wenn Sie frieren oder frösteln!
★ Abschließend Fußsohle rechts und links.
★ Wasser an den Beinen nur abstreifen, die Fußsohlen abtrocknen.
★ Idealer Zeitpunkt für eine Öleinreibung auf die noch feuchte Haut.

- ★ Empfehlenswert ist das bewährte Lavendel-Zypressen-Öl.® Alternativ können Sie Ringelblumenöl nehmen oder Sie mischen Ihr eigenes Körperöl mit Mandelöl oder einem geeigneten Öl Ihrer Wahl. Lassen Sie sich in Ihrer Apotheke oder einem Fachgeschäft beraten.
- ★ Ölmischung auf die feuchte Haut herzwärts mit leichten Streichungen einmassieren.
- ★ Anschließend für Wiedererwärmung sorgen, am besten mit Übungen aus der Venengymnastik (s. S. 120) oder im Bett (wenn nötig mit Socken).

Schenkelguss – die stärkere Variante

Bei dieser Kneipp-Anwendung wird der Wasserstrahl bis zur Hüfte und Leiste geführt, dort etwas verweilen, so dass das ganze Bein vom Wasser »ummantelt« wird.

So wirds gemacht:
- ★ Ausatmend am rechten Fußrücken beginnen.
- ★ Den Wasserstrahl langsam außen an der Rückseite über die Wade zum Oberschenkel führen.
- ★ Auf höhe Gesäß verweilen.
- ★ Wasserstrahl nach vorne führen und unterhalb der Leistenbeuge verweilen.
- ★ Auf der Innenseite des rechten Beines abwärts führen.
- ★ Am linken Bein wiederholen
- ★ Abschließend Fußsohle rechts und links.
- ★ Fortführen siehe Knieguss.

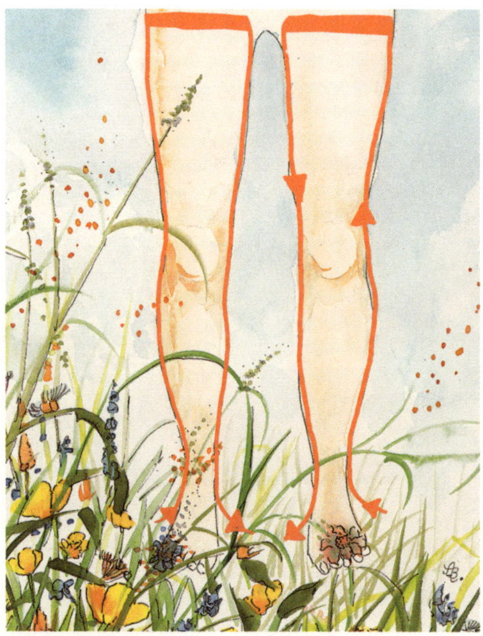

Wechselknieguss/Wechselschenkelguss

Sinnvoll für all jene, die kalte Füße haben oder häufig darunter leiden. Versuchen Sie ebenso durch Bewegung die Durchblutung zu steigern. Einfaches Füßewippen wirkt schon anregend. Übrigens, bei chronischen Kniebeschwerden (Frühstadium Arthrose) erweist sich ein Wechselknieguss als gute Behandlungsergänzung.

Vorsicht: Bei besonders ausgeprägten Krampfadern und Durchblutungsstörungen bitte den Arzt befragen. Nach Thrombosen ist diese Anwendung nicht geeignet.

So wird's gemacht:

Während der Anwendung tief mitatmen.

Warmes Wasser (36 bis 38 °C):
★ Wie beim Knieguss beschrieben (s. S. 145).
★ Verweilen Sie mit dem warmen Wasser bis eine angenehme Durchwärmung spürbar ist, höchstens eine Minute.

Kaltes Wasser (8 bis maximal 18 °C):
★ Durchführung wie oben beschrieben, verweilen solange als angenehm.
★ Warm- und Kaltanteil noch einmal wiederholen.
★ Abschließend beide Fußsohlen kalt begießen.

Für Fortgeschrittene und Kneipp-Fans: Richtiges Duschen

Wer einmal die stärkenden Wirkungen der Kneipp-Anwendungen auf Immunsystem, Wohlbefinden und Venengesundheit erfahren hat, will »dieses gute Körpergefühl« nicht mehr missen. Wer schon Übung mit Güssen hat, kann sich mutig auf die Fortgeschrittenenstufe wagen.

So wird's gemacht:

★ Nach der warmen Dusche Wasser auf kalt oder temperiert drehen und herzfern beginnen.
★ Erst die Außenseite, dann die Innenseite.
★ Rechtes Bein, wie beim Schenkelguss beschrieben.
★ Linkes Bein.
★ Rechter Arm, linker Arm.
★ Brust als liegende Acht.
★ Bauch im Uhrzeigersinn.
★ Rücken entweder ab Brustwirbelsäule oder wer es verträgt, ab dem Nacken.
★ Wer mag, kann abschließend den Kneipp'schen Schönheitsguss durchführen, d. h. das Gesicht in den Kaltreiz mit einbeziehen.

Wassertreten – an warmen Tagen ein Genuss höchster Güte

Beim Wassertreten bewirkt der Kältereiz des Wassers durch das Zusammenziehen der Venen eine nachweisbare Steigerung der Venenwandspannung, während gleichzeitig durch das Betätigen der Muskelpumpe der Blutfluss zum Herzen gefördert wird.

Sehr gut im Anschluss an eine Wanderung oder an die abendliche Walking-Runde.

Empfehlenswert bei:

★ Krampfadern, Venenleiden, nach Venenentzündungen
★ Beginnenden arteriellen Durchblutungsstörungen
★ Vegetativen Störungen und Erschöpfungszuständen
★ Gefäßbedingten Kopfschmerzen
★ Bluthochdruck
★ Wetterfühligkeit
★ Schlafstörungen

Bitte befragen Sie vorab bei allen Unsicherheiten Ihren Arzt.

Unbedingt beachten: Nicht mit kalten Füßen durchführen oder wenn Sie frieren. Verbot bei Durchblutungsstörungen der Beine und frischen Thrombosen.

So wird's gemacht:

★ Radeln oder spazieren Sie zum nächsten Bach oder einer Kneipp-Tretanlage, alternativ können Sie natürlich die Badewanne oder einen Eimer füllen. Wassertemperatur 8 bis maximal 18 °C, Wasserhöhe bis knapp unters Knie. Die Anwendung außer Haus bietet den Vorteil, dass die Füße durch die Bewegung schon gut durchblutet sind.
★ Am besten ausatmend ins kalte Wasser.
★ Im Storchengang, d.h. bei jedem Schritt ein Bein ganz aus dem Wasser herausheben und mit den Zehen voraus wieder ins Wasser eintauchen, ältere Patienten können dies im Sitzen mit einem Eimer durchführen.

Dauer: Je nach Wassertemperatur und Vorerwärmung unterschiedlich lang. Sofort beenden, wenn ein Kältegefühl in den Beinen spürbar ist. Dies kann bei sehr kaltem Wasser schon nach einer Minute sein.

Abschließend Wasser abstreifen und für rasche Wiedererwärmung sorgen, am besten unterstützend mit Übungen aus der Venengymnastik.

Bitte beachten:

Übertriebener Ehrgeiz unterstützt die Gefahr der Auskühlung, die sich durch ein schneidendes Gefühl in den Beinen bis hin zur Blaufärbung der Haut zeigt. Denken Sie daran, dass die richtige Dosis entscheidend für den Erfolg ist. Hören Sie auf Ihren Körper und meiden Sie zu starke Reize.

Kaltes Fußbad

Eine Variante des Wassertretens ist das kalte Fußbad. An heißen Sommertagen ist dieses kühle Nass wie auch das Wassertreten Labsal für warme, schwere Beine. Die wohltuende Wirkung lässt das Fußbad zur beliebten Dauereinrichtung im Sommer werden.

So wird's gemacht:

★ Eimer oder Fußbadewanne kniehoch mit kaltem Wasser füllen.
★ Setzen Sie sich auf einen Stuhl und tauchen Sie beide Beine ins Wasser.
★ Die Dauer des Fußbades ist individuell verschieden und sollte zwischen einer halben und zwei Minuten liegen.
★ Danach die Beine nicht abtrocknen, sondern das Wasser nur abstreifen und für Wiedererwärmung sorgen.

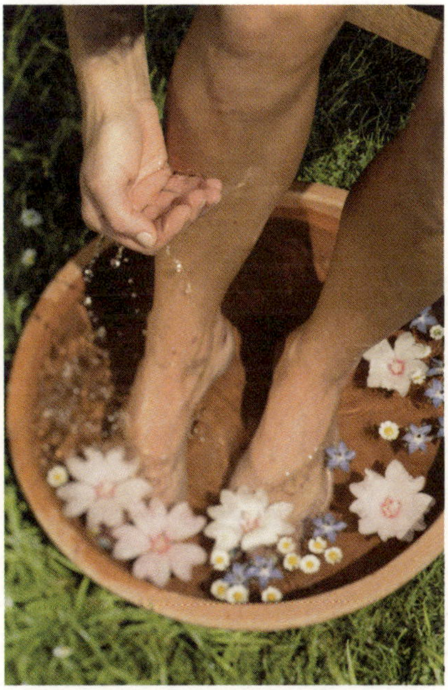

Wechselfußbad – für die kalte Jahreszeit

Eine wohltuende gefäß- und kreislaufstärkende Kneipp-Anwendung für Venenpatienten mit chronisch kalten Füßen. Achten Sie unbedingt darauf, dass das warme Wasser nur bis Knöchelhöhe eingefüllt wird. Geeignete Zusätze verstärken die Wirkung.

Bitte beachten:

Für Patienten mit einem ausgeprägten Venenleiden sind die Wechselarmbäder (s. S. 153) unbedingt vorzuziehen. Bei einem fortgeschrittenen Venenleiden oder einer akuten Venenentzündung befragen Sie bitte Ihren Arzt, ob die Wechselanwendungen sinnvoll für Sie sind.

Empfehlenswert bei:

★ Chronisch kalten Füßen
★ Infektanfälligkeit
★ Kopfschmerzen
★ Schlafstörungen
★ Vegetativen Störungen

So wird's gemacht:

★ Sie benötigen zwei Eimer und einen gemütlichen Platz.
★ Die Eimer auf ein Handtuch stellen.
★ Einen Eimer mit warmem Wasser knöchelhoch füllen (ca. 36 °C); Zusatz wie Rosskastanienbad, Hallo-Wach-Bad® oder etwas Meersalz mit 1–3 Tropfen ätherischer Öle wie beispielsweise Rosmarin, Lavendel oder Zypresse.
★ Ein Gefäß mit kaltem Wasser kniehoch füllen (so kalt wie möglich, auf jeden Fall unter 18 °C).
★ Warmes Wasser: 2 bis maximal 3 Minuten.
★ Kaltes Wasser: 10 bis 15 Sekunden, ausatmend die Füße ins kalte Wasser tauchen.
★ Wechsel warm/kalt einmal wiederholen.
★ Wasser abstreifen, Socken anziehen und bis zur Wiedererwärmung Venengymnastik oder einfach unter die Decke kuscheln und ruhen.

Tipp

Herrlich angenehm für alle, die über kalte Hände und/oder Füße klagen.

Probieren Sie alternativ zum Wechselfußbad das Kreislauf stärkende Wechselarmbad aus. Es wird dabei die konsensuelle Reaktion ausgenützt, d. h. wenn auf ein Körperteil ein thermischer Reiz angeboten wird, so reagieren auch andere Regionen mit, allerdings weniger intensiv.

Wechselarmbad

Empfehlenswert bei:

★ Chronischen Wärmestörungen (kalte Füße und Hände)
★ Kreislaufstörungen
★ Atemwegserkrankungen
★ Erschöpfungszuständen

So wird's gemacht:

★ Zwei Gefäße oder Waschbecken, ideal sind Doppelwaschbecken.
★ Warm: 36 bis 38 °C mit Zusätzen wie beim Wechselfußbad (s. S. 151).
★ Kalt: so kalt wie möglich, unbedingt unter 18 °C.

Durchführung wie beim Wechselfußbad beschrieben.

Darf ich mit Krampfadern in die Sauna? Wie sieht es nach einer Thrombose oder einer OP aus? Was halten Sie von einem Kuraufenthalt in einer Therme und worauf muss ich dabei achten?
Grundsätzlich sollten länger anhaltende Warmreize wie Sauna, Sonnenbad, Thermalbad bei Patienten mit einem Venenleiden vermieden werden. Insbesondere Patienten mit einer erheblichen Schwellneigung der Beine z.B. nach einer tiefen Beinvenenthrombose müssen strenger darauf achten. Oft ist es jedoch schwierig, ganz auf die wohltuende Wärme zu verzichten.
Hier einige Tipps, die Sie beachten sollten:

★ Meiden Sie extreme Hitze in der Sauna. Stehen Sie dazu, ein »in-der-Sauna-unten-Sitzer« zu sein oder bevorzugen Sie die so genannte Biosauna (Temp. 60–65 °C).
★ Bedecken Sie in der Sauna Ihre Beine mit einem kalten feuchten Handtuch.
★ Vermeiden Sie eine sitzende Position in der Sauna. Legen Sie die Beine hoch, dadurch verbessern Sie den venösen Rückstrom.
★ Führen Sie nach jeder Wärmeanwendung (Sauna, Thermalbad etc.) einen kalten Kneippguss der Beine durch.

Auf Sauna, Thermalbad etc. sollten Sie generell verzichten:

★ 6–8 Wochen nach akuter tiefer Beinvenenthrombose
★ 6-8 Wochen nach jeglicher Art von Varizenoperation.
★ Vermeiden Sie eine Sonnenexposition der Beine (auch Solarium) 6–8 Wochen nach Verödungsbehandlungen auch von Besenreisern. Sonst riskieren Sie störende Hautverfärbungen.

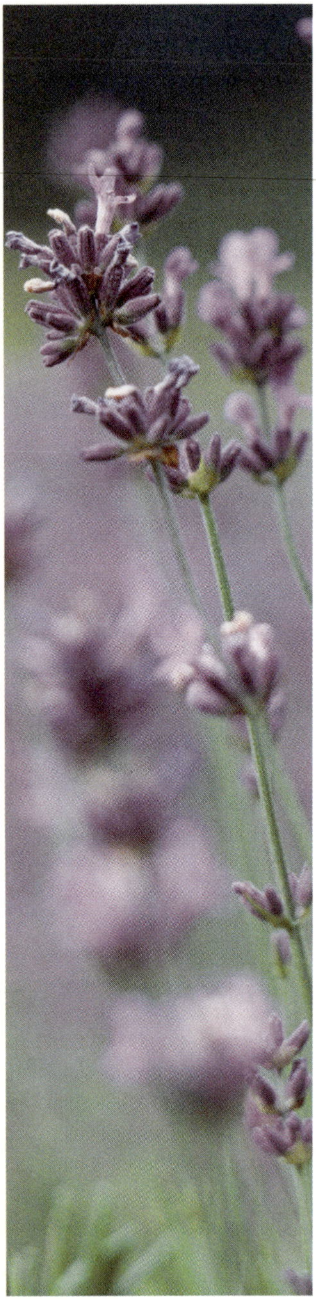

Natürlich und sanft behandeln mit Wickel & Co.®

Nutzen Sie die Heilkräfte der Natur

Im vorigen Kapitel haben Sie über die Wirkung des Wassers in Form von Güssen, Waschungen und Teilbädern gehört. Ein wichtiger Bereich der klassischen Naturheilkunde sind Wickel sowie unterstützende Zusätze. Ein populärer Klassiker ist sicherlich der bekannte Quarkwickel, erfolgreich eingesetzt bei Schwellungen und Entzündungen.

Leider haben wir in diesem Bereich der Naturheilkunde ein Wissensdefizit. Was die Großmutter noch wusste, ist leider größtenteils in Vergessenheit geraten. Zu Unrecht, wie man heute weiß, denn die altbewährten Hausmittel sind für jeden Venenpatienten wertvolle Begleiter zur Linderung von leichten Befindlichkeitsstörungen bis zur unterstützenden Behandlung von Venenentzündungen. Lernen Sie die Wickelgrundregeln und geeignete Zusätze kennen, um daraus die geeignete Anwendung für Sie zu finden.

Wer in seine Hausapotheke ein fertiges Venenwickelset samt Zusätzen bereitlegt, wird sicherlich diese wirkungsvolle Maßnahme viel häufiger in den Alltag einbauen.

Wirkung von Venenwickeln:

- ★ Verbessern die Blutzirkulation
- ★ Wirken entstauend und abschwellend
- ★ Entziehen überschüssige Hitze
- ★ Wirken entzündungshemmend und schmerzlindernd
- ★ Verbessern das Wohlbefinden

★ Unterstützen die Entgiftungsarbeit über die Haut
★ Aktivieren das Lymphsystem
★ Vertiefen die Atmung

Wickel aus Naturstoffen.

Generell haben alle Wickel den gleichen Aufbau. Sie bestehen in der Regel aus einem Innentuch, am besten aus Leinen, einem Zwischentuch und einem Außentuch, das nicht zu dick sein sollte, um einen Wärmestau zu verhindern. Einige Patienten verwenden als Außenschicht eine elastische Binde. Nachteil dieser meist synthetikhaltigen Außenschicht ist eine Beeinträchtigung der Wickelwirkung neben einem unangenehmen Kältegefühl.

Ideal sind die fertigen Wickelsets von Wickel & Co.® Die Venenwickel bestehen aus drei Lagen. Die Außenschicht ist aus Naturmolton und speziellen Bändern zum leichten Befestigen, das Zwischentuch aus Nessel und das Innentuch aus reinem Leinen aus deutschem, kontrolliertem Flachsanbau.

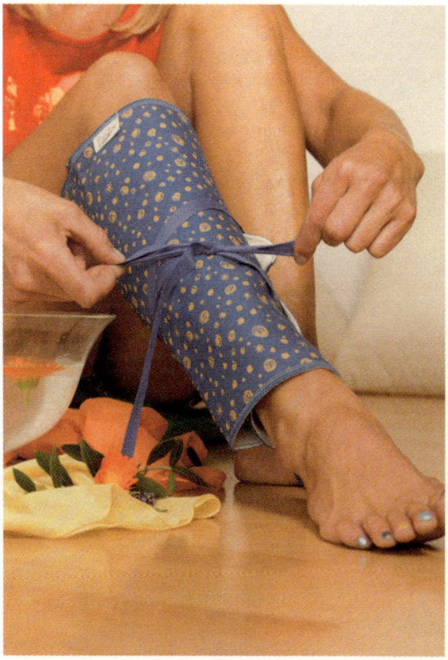

Das brauchen Sie:

★ Innentuch (Leinen- oder Geschirrtuch)
★ Zwischentuch (Baumwolltuch zum Schutz des Außentuchs)
★ Außentuch (Handtuch, alternativ Baumwollbinde)
★ Am einfachsten ist die Anwendung mit dem 3-teiligen Venenwickel von Wickel & Co.® (Bezugsadresse siehe Anhang)

So wird's gemacht:

★ Das Innentuch tränken und nur leicht auswringen, so dass es nicht mehr tropft, aber gut nass ist. Die Temperatur wählen Sie nach Ihrem Gefühl, so kalt wie möglich.

★ Möglichst glatt um die Waden wickeln, mit dem Zwischentuch abdecken und mit dem Außentuch fixieren. Unterstützen Sie die Wirkung des Wickels, indem Sie während der Anwendung die Beine hochlegen.

Dauer: Solange das Tuch feucht ist. Ist das Tuch leicht eingetrocknet, bitte abnehmen, sonst wird aus dem Wärme entziehenden Wickel ein Wärme erzeugender Wickel.

Bei Entzündungen 2 bis 3-mal täglich wiederholen, ansonsten reicht eine Anwendung zur Verbesserung des Wohlbefindens.

Sinnvolle Zusätze:

❀ Besonders entstauend wirkt Apfelessig im Mischungsverhältnis 1 Teil Essig, 2 bis 3 Teile Wasser.

❀ Arnikatinktur 1:5 bis 1:9 mit Wasser verdünnen (Vorsicht bei Allergie auf Korbblütler!). Zur zusätzlichen Kühlung können Sie die verdünnte Arnikatinktur im Gefrierfach als Eiswürfel anbieten.

❀ Gute Erfahrungen haben unzählige Venenpatienten mit dem Lavendel-Zypressen-Öl® nach dem Rezept der Hebamme und Bestsellerautorin Ingeborg Stadelmann gemacht, ein Calendulaöl (Ringelblumenöl) gemischt mit ätherischen Ölen wie Wacholder, Zypresse, Schafgarbe, Lemongrass, Lavendel extra und Myrte.
Wirkt äußerst wohltuend, belebend und entstauend bei schweren und dicken Beinen. Die Mischung sparsam mit leichten Streichungen herzwärts auf die feuchte Haut auftragen und mit einem wassergetränkten kalten Wickel verstärken.
Diese Mischung ist übrigens ein idealer Zusatz zu Quark- oder Heilerdekompressen (etwa 1 TL Aromaölmischung auf 100 g Magerquark).

❀ Bei dicken Beinen und Wasseransammlungen wird gerne

Salz empfohlen. Geben Sie 1 EL Meersalz auf $^1/_4$ Liter Wasser, die Wirkung unterstützen 3 Tropfen Limette (ätherisches Öl von Primavera live oder Farfalla).

- Retterspitz äußerlich (Apotheke) ist ein altbewährter gebrauchsfertiger Wickelzusatz. Unverdünnt auf das feuchte Wickelinnentuch geben – wirkt abschwellend und entzündungshemmend.
- Heilerde oder Lehmwickel hatten bei Sebastian Kneipp einen hohen Stellenwert. Heilerde entzieht dem Körper auf natürliche Weise Hitze und Entzündungsstoffe. Die verschiedenen Mineralien der Heilerde oder des Lehms sind sehr heilkräftig (erhältlich in der Apotheke oder im Reformhaus).
  Lehmpulver oder Heilerde mit Wasser und etwas Obstessig (etwa 1 Handvoll Lehmpulver auf 1 Liter Wasser). Sie können auch 1 bis 2 Tropfen ätherisches Öl wie Lavendel extra, Wacholder, Limette bei Wasseransammlungen oder das bewährte Lavendel-Zypressen-Öl® der Mischung beigeben.
  Bei hitzigen Prozessen einen dickflüssigen Brei in Verbandmull geben (wie beim Quark beschrieben) oder Sie verwenden eine Lehmwasserauflage. Das Pulver dazu vollständig in Wasser und Obstessig auflösen und damit das Wickeltuch tränken.

Gehört einfach in eine naturheilkundliche Hausapotheke.

- Rosskastanie ist sicherlich ein Klassiker in der Venenheilkunde. Am wirksamsten ist der Samen der Rosskastanie. Entweder Sie kaufen Rosskastanien-Essenz (Aesculus-Essenz) beispielsweise von Wala oder Weleda zum Verdünnen nach Anweisung oder Sie nehmen 1 bis 2 EL Rosskastanienmehl (Apotheke), das Sie mit etwas Wasser, alternativ Apfelessig, zu einem Brei rühren und auf ein dünnes Leinentuch streichen oder wie beim Quark beschrieben in Verbandmull geben.
  Dauer: Bis der Brei leicht eintrocknet.

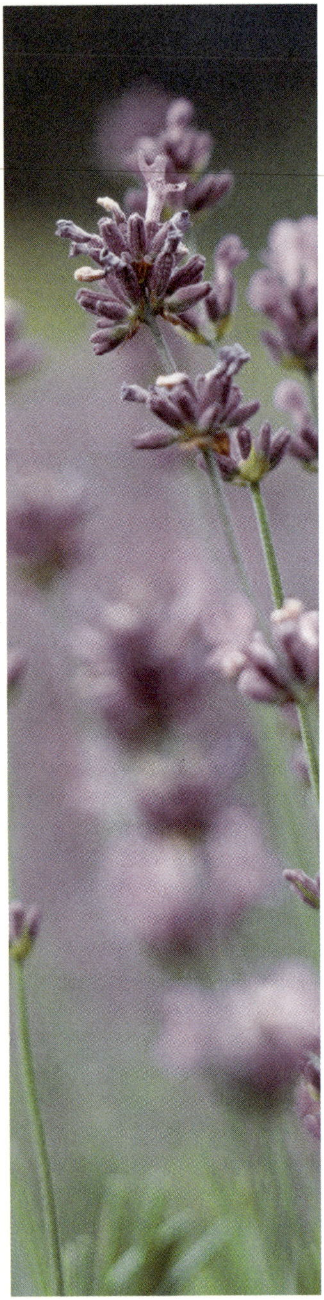

- Steinklee ist eine Heilpflanze, die eine wohltuende Wirkung auf unsere Venen hat. Sie können mit dem abgekühlten Tee das Wickeltuch tränken. Intensiver in der Wirkung ist ein kaltes Steinkleekräutersäckchen. Dazu nehmen Sie 2 bis 3 TL getrockneten Steinklee, füllen den Tee in eine Mullkompresse und feuchten das Ganze mit heißem Wasser gut durch. Kurz ziehen lassen und auf einem Teller das Wasser ausdrücken. Anschließend die Kompresse abkühlen lassen, bei Bedarf auch im Kühlschrank. Bestimmen Sie selbst, welche Temperatur für Sie angenehm ist.
  Dauer: Solange als angenehm, etwa 30 bis 60 Minuten.
- Auch Ringelblumen werden gerne zur Linderung eingesetzt. Die Ringelblumen über Nacht mit etwas Olivenöl ansetzen und die ganzen Blüten als Kompresse auflegen. Ringelblumen in etwas Verbandmull oder einen dünnen Stoff geben und diese Kompresse auflegen.
- Umschläge mit Hamamelis, der virginischen Zaubernuss, haben schon die Indianer gemacht. Heute wird Hamamelis-Tinktur (1 Esslöffel auf 100 ml Wasser) oder das sanfte Hamamelishydrolat als Venenwickelzusatz verwendet. Hamamelis gilt als gefäßstärkend. Das feuchtigkeitsspendende Hamamelishydrolat wird gerne vor Öleinreibungen eingesetzt.
- Kohl- oder Wirsingauflagen sind bewährte Helfer bei Venenentzündungen. Kohlblätter entziehen dem Körper überschüssige Hitze und wirken stark entzündungshemmend. Nehmen Sie ein gewaschenes Kohl- oder Wirsingblatt. Bei empfindlicher Haut ist das Weißkrautblatt zu bevorzugen, evtl. vor Gebrauch noch kurz in warmem Wasser waschen. Die Mittelrippe herausschneiden, das Blatt gitterförmig leicht einschneiden und mit einer Flasche darüberrollen, so dass Saft austritt. Dann legen Sie

das Blatt auf die Haut. Sind mehrere Blätter nötig, bitte dachziegelartig auflegen. Mit Zwischentuch und einer Binde umwickeln.

Dauer: Etwa 1 Stunde bis maximal die ganze Nacht. Bei akuten Entzündungen bitte häufiger wechseln. Die Haut nach der Anwendung gut abwaschen und mit einem Öl wie Calendula-, Oliven oder Lavendel-Zypressen-Öl[D]® nachbehandeln.

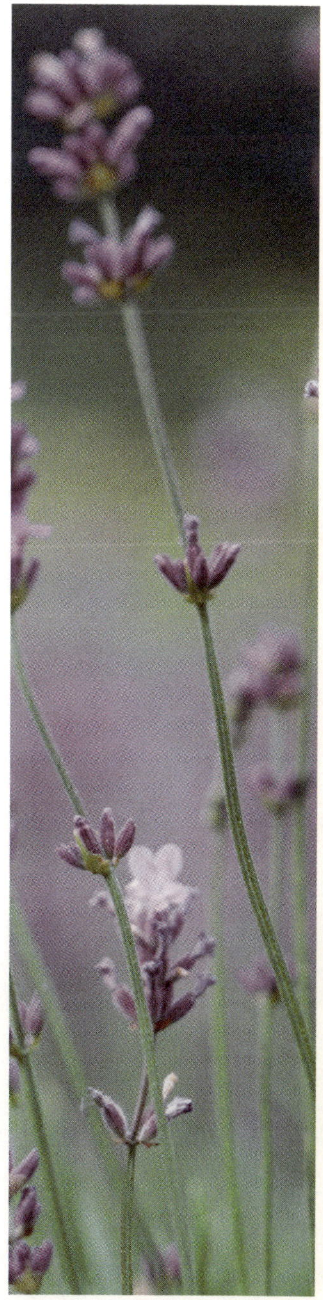

Tipp *Für welchen Zusatz Sie sich nun entscheiden ist sicherlich eine individuelle Entscheidung. Probieren Sie doch nach einem anstrengenden Tag einmal die wohltuende Wirkung eines Wickels aus. Sie werden begeistert sein.*

Auch im Anschluss an Operationen oder begleitend bei Venenentzündungen sind Wickel überaus bewährt. Gebrauchen Sie neue Zusätze, so ist bei empfindlicher Haut stets ein kurzer Hauttest in der Ellbogenbeuge ratsam.

Bewährt und hilfreich – Quarkauflagen

Quarkwickel begeistern durch ihre abschwellende, entstauende und schmerzlindernde Wirkung. Sie entziehen überschüssige Hitze und wirken stark entzündungshemmend. Wenn der feucht aufgelegte Quark nach einiger Zeit trocknet, entsteht ein leichter Saugreflex auf den entzündeten Hautarealen.

Beachten Sie bitte:

Quarkanwendungen nicht bei Neurodermitis und Unverträglichkeit von tierischem Eiweiß einsetzen. Beste Alternative sind Kohlauflagen (s. S. 158).

Tipps für die richtige Anwendung:

- ★ Naturbelassenen Magerquark nehmen.
- ★ Wer leicht friert, sollte temperierten Quark verwenden.
- ★ Quark immer in Verbandmull oder ES-Kompressen geben, ansonsten verklebt er zu stark mit der Haut und den feinen Beinhaaren und das anschließende Abnehmen ist eine Qual.
- ★ Quark lässt sich hervorragend mit Heilerde, Arnikatinktur, Retterspitz äußerlich, Hamamelis-Myrte-Balsam oder Lavendel-Zypressen-Öl* mischen. Auch Hamamelis-, Rosen- oder Pfefferminzhydrolat oder ätherische Öle wie Limette, Zitrone, Lavendel extra oder Zypresse sind geeignet. Trauen Sie sich ruhig, etwas zu experimentieren, um für Sie die beste Möglichkeit zu finden. Reine ätherische Öle bitte äußerst sparsam verwenden, meist genügen wenige Tropfen.

Quark enthält Kasein, ein phosphorsäurehaltiges Eiweiß, das bei Entzündungen ausgleichend auf die Stoffwechselvorgänge wirkt.

So wird's gemacht:

- ★ Den kalten Quark in das mittlere Drittel der Kompresse streichen (etwa 1 bis 2 cm dick), das Tuch zu einer Kompresse falten und auf die Haut legen, ein schützendes Zwischentuch darüber legen und mit einem geeigneten Außentuch oder einer Binde befestigen.
  Dauer: Solange der Quark feucht ist, er sollte nicht stark eintrocknen. Bei akuten Entzündungen können Sie die Anwendung 2 bis 3-mal wiederholen.

Beachten Sie:

Die Haut darf unter dem Wickel nicht zu stark abkühlen, ansonsten zimmertemperierten Quark wählen.

Je heftiger die Entzündung, desto schneller wird die Quarkkompresse abgenommen.

Quarkanwendungen trocknen die Haut etwas aus. Sorgen Sie bitte stets für eine gute Hautpflege nach der Anwendung. Verwenden Sie beispielsweise Calendula-, Mandelöl oder das Lavendel-Zypressen-Öl® im Anschluss an die Wickelanwendung oder rühren Sie bereits etwas Öl in die Quarkkompresse.

Kneipp-Strümpfe – ein Klassiker

Pfarrer Kneipp führte Behandlungen mit nassen Strümpfen durch, um teilweise den Beinwickel zu vereinfachen. Neben der heilsamen Wirkung bei Krampfadern, venösen Stauungen und Venenentzündungen bewähren sie sich auch zur Fiebersenkung und als Einschlafhilfe. Es gibt spezielle Kneipp-Strümpfe, alternativ brauchen Sie ein Paar Baumwoll- und ein Paar kniehohe Wollstrümpfe.

Zusätze siehe S. 156.

So wird's gemacht:

★ Die Baumwoll- oder Leinenstrümpfe tauchen Sie in kaltes Wasser, wringen sie aus, dass sie nicht mehr tropfen und ziehen die feuchten Strümpfe an. Darüber die Wollstrümpfe, die etwas länger als die nassen Strümpfe sein müssen.

★ Bitte niemals bei kalten Füßen durchführen, bei einer Neigung zu kalten Füßen oder einer Fußpilzerkrankung verwenden Sie besser Strümpfe ohne Fußteil.
Dauer: Solange wie angenehm, bei Venenleiden werden die Strümpfe ausgezogen, bevor sie sich erwärmen. Als Hausmittel zur Einschlafförderung können die Strümpfe die ganze Nacht angezogen bleiben.

Gesunde Ernährung

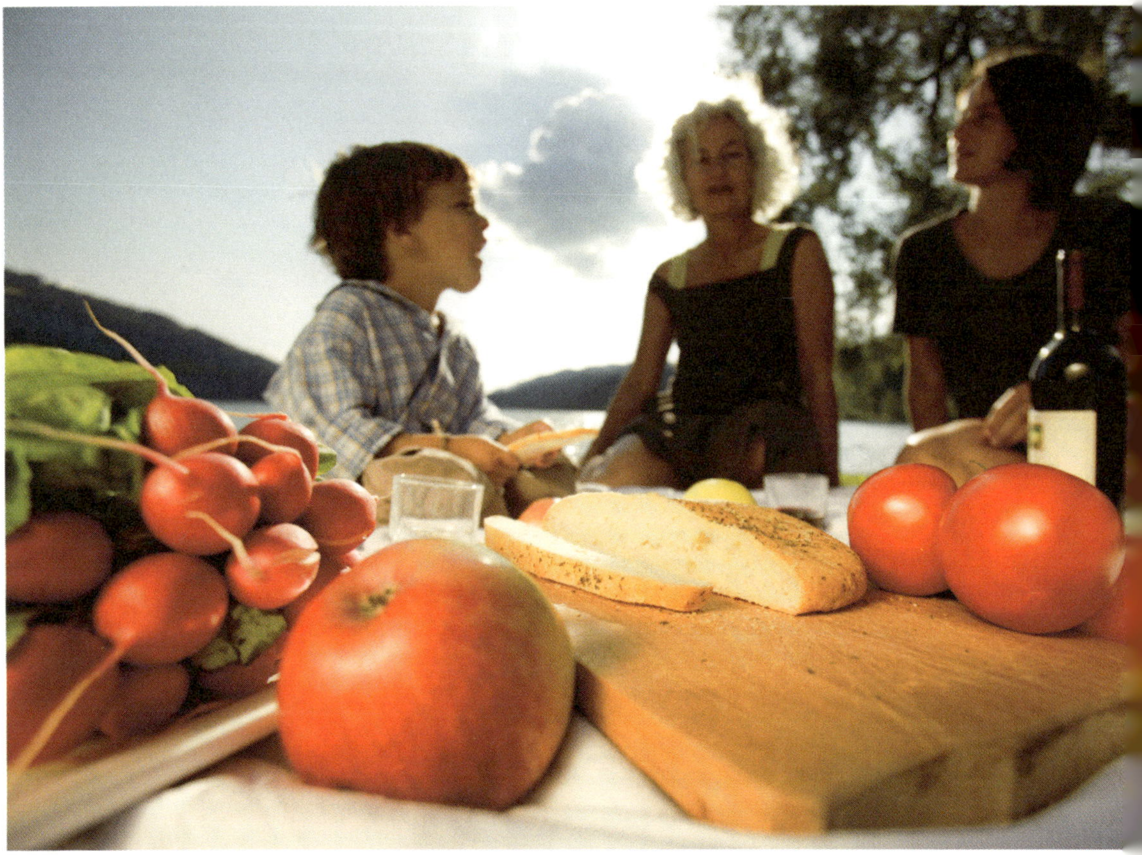

»Deine Nahrung sei dein Heilmittel.«

Hippokrates

Ernährung und Venenerkrankungen

»Was hat Ernährung mit Venenproblemen zu tun?«, wird sich mancher Leser erstaunt fragen. Eine spezielle Ernährungsvorschrift für Venenpatienten gibt es bis heute noch nicht, aber doch eine Reihe an bedeutsamen Empfehlungen, die jeder Venenpatient wissen sollte. Unsere tägliche Ernährung beeinflusst die Entstehung von venösen und arteriellen Durchblutungsstörungen. Falsche Ernährung führt häufig zu Übergewicht, Verstopfung, erhöhten Blutfett- und Harnsäurewerten bis hin zur Arteriosklerose, um nur einige Erkrankungen zu nennen.

Gesundheit fängt im Darm an!

Unser Darm nimmt wichtigen Einfluss auf den venösen Rückfluss.

Auch nimmt unser Darm durch seine Form starken Einfluss auf den venösen Rücklauf zum Herzen. Bei der Entstehung und der Behandlung von Erkrankungen wird dem Darm eine wichtige Rolle zugeschrieben. Ein »gesunder Darm« gilt bei einigen Erkrankungen sogar als das Fundament für eine erfolgreiche Behandlung.

Übergewicht und Krampfadern

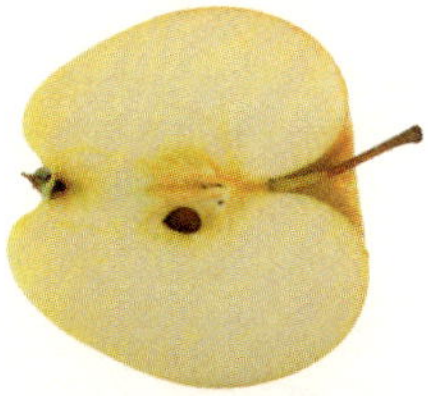

Es gibt unterschiedliche Erfahrungen, doch wissenschaftliche Studien zeigen, dass Krampfadern nicht durch Übergewicht entstehen. Aber bei entsprechender Veranlagung wird Übergewicht die Ausbildung einer Venenerkrankung beschleunigen sowie das Auftreten von Folgeschäden wesentlich erhöhen. Bedenken Sie immer, dass Ihre Beine jedes Kilo zu viel ständig tragen müssen.

Lebensmittel und Nahrungsmittel

Denaturierter Kost fehlen meist die notwendigen Vitalstoffe.

Chronischer Vitalstoffmangel ist mitverantwortlich für das Entstehen zivilisationsbedingter Erkrankungen.

»Lasst die Nahrung im Wert so natürlich wie möglich«, war die Forderung des Ernährungsforschers Prof. Dr. med. Werner Kollath. Gleichermaßen wird der Begriff »Vollwerternährung« definiert, allerdings zwischenzeitlich auch unter Beachtung ökologischer Ansätze. Umso mehr Veränderungen an den Lebensmitteln vorgenommen werden, desto teilwertiger sind sie einzustufen. So werden in einer vitalstoffreichen Vollwerternährung nicht die Kalorien gezählt, sondern die Wertigkeit eines Produktes ist von Bedeutung. Mancher entscheidet sich – oftmals unwissend – für eine regelrechte Mangelernährung an vital- und ballaststoffreichen Lebensmitteln. Ziel einer gesunden Ernährung muss es sein, den Körper mit den notwendigen Vitaminen und Mineralien zu versorgen, die er unter anderem für die optimale Funktion seiner venösen und arteriellen Gefäße einschließlich der Blutzirkulation benötigt. Ob dieser Mangel langfristig über Nahrungsergänzungsmittel ersetzt werden kann, wird in den nächsten Jahren sicherlich viel Raum für Diskussionen und Untersuchungen einnehmen.

Wertvolle Ballaststoffe

Achten Sie auf ein ausreichendes Angebot an Ballaststoffen.

Eine der grundlegendsten Veränderungen unserer Ernährungsgewohnheiten in den letzten 100 Jahren ist der starke Rückgang im Verzehr von ballaststoffreichen Lebensmitteln. Ballaststoffe werden zwar beinahe unzerlegt wieder ausgeschieden, sind aber nachweisbar unentbehrlich für die Verdauungsarbeit. Diese wertvollen Bausteine finden Sie in Obst und Gemüse wie beispielsweise in weißen Bohnen, Kidneybohnen, Vollkornbrot, Haferflocken, Möhren, Äpfeln oder Naturreis. Bei ballaststoffreicher Weizenkleie und Leinsamen sollten Sie wegen deren Quellwirkung reichlich dazu trinken.

Auswirkungen der Verdauung auf das Venensystem

★ Ballaststoffarme, denaturierte Kost führt leicht zu Verstopfung und daraus resultiert bei entsprechender Konstitution eine Erweiterung des Dickdarms, die bis zum Absinken des Dickdarms führen kann. Ein stark gefüllter und erweiterter, geblähter Darm drückt auf die großen Venen im Bauch- und Beckenbereich und erschwert somit den venösen Abfluss zum Herzen. Diese Situation trägt wesentlich zur Entstehung von Krampfadern und Venenleiden bei.
★ Vermeiden Sie »aktives Pressen und Drücken« beim Stuhlgang, denn durch den Einsatz der Bauchpresse entsteht ein belastender Überdruck im Venensystem.
★ Ein geschwächter oder gefüllter Darm erschwert durch seine veränderte Form ebenso unsere Atmung. Oberflächliches Atmen verringert die Funktion unserer Atempumpe, die eine wichtige Hilfe zur Unterstützung des venösen Blutrückflusses zum Herzen darstellt.

Tipp

Der Griff zu Abführmitteln ist keine empfehlenswerte Lösung und sollte, wenn überhaupt, nur vorübergehend oder in Notfällen (z. B. auf Reisen, bei Krankheiten, nach Operationen) zum Einsatz gebracht werden.

Reduzieren Sie tierisches Eiweiß

Der Ernährungswissenschaftler Dr. med. Bircher-Benner rät bei Venenleiden unbedingt zu einer Reduzierung der tierischen Eiweißmenge auf dem Speiseplan. Diese Empfehlung hat er durch zahlreiche Forschungsarbeiten belegt. Bei Zufuhr größerer Eiweißmengen verstärkt sich die Zähkleb-

Denaturierte, vitalstoffarme Kost verbunden mit Bewegungsmangel und Stress führen zu zivilisationsbedingten Erkrankungen.

Unsere Leber spielt im venösen Kreislauf eine wichtige Rolle.

Ein gesunder Darm ist entscheidend für unser Wohlbefinden.

rigkeit (Viskosität) des Blutes und dies erschwert folglich dessen Zirkulation. Heute wird bei Venenentzündungen und nach Thrombosen darauf hingewiesen, die tierische Eiweißzufuhr bis zur Besserung der Erkrankung zu verringern und dafür möglichst viel Frischkost zu essen. Nach Bircher-Benner wird die volle Leistungsfähigkeit feinster Blutgefäße und elastischer Bindegewebsfasern durch zu hohen Fleischkonsum (tierisches Eiweiß) und ein Überangebot an Weißmehl, Zucker und minderwertigen Fetten und Ölen erheblich eingeschränkt. Dadurch leidet die Nährstoffversorgung der Venenwände, die dann bei entsprechender Veranlagung langsam degenerieren (Krampfadern).

Neuerdings findet bei Venenleiden auch der Säure-Basen-Haushalt Beachtung. Naturheilkundlich orientierte Mediziner beobachteten häufig eine Art Stoffwechselstörung durch übersäuernde Ernährung, die die Stoffwechselarbeit negativ beeinflusst. Ernährungsbedingte Übersäuerungszustände werden beispielsweise durch hohe Mengen an Zucker und tierischem Eiweiß verstärkt. Bewegungsmangel und Stress verstärken unsere Ernährungsfehler um ein Vielfaches. Durch gezielte Entsäuerung des Gewebes soll der Stoffwechsel auf natürliche Weise günstig beeinflusst werden, so dass das Blut schlackenärmer und sauerstoffreicher wird, was die Blutzirkulation eindeutig verbessert (Weiterführende Literatur siehe Anhang).

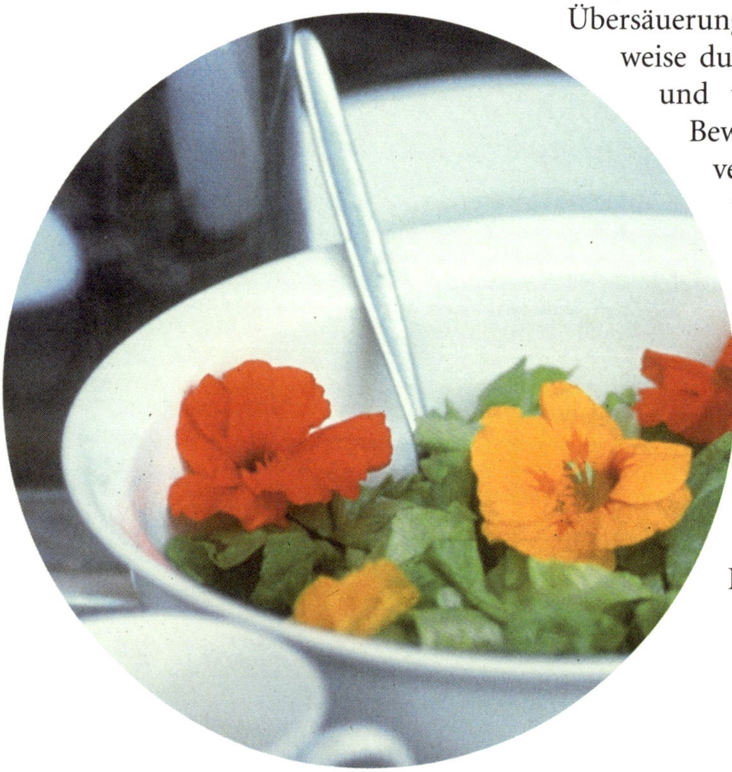

Ernährungsempfehlungen

Zusammenfassend gibt es einige Empfehlungen im Sinne einer vollwertigen Ernährung, die wir Ihnen gern ans Herz legen möchten:

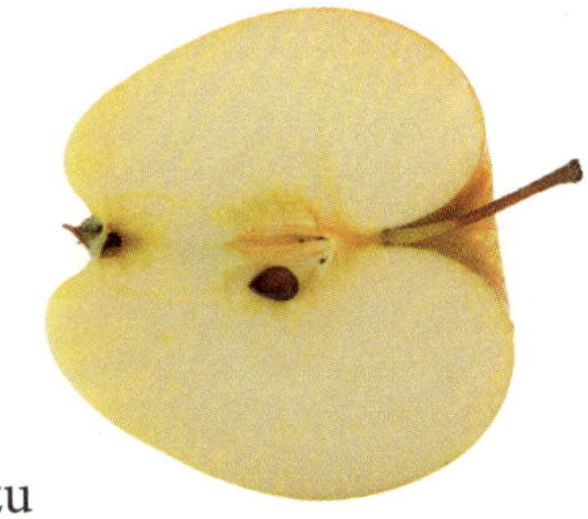

- ★ Wählen Sie möglichst frische und biologisch angebaute Lebensmittel.
- ★ Reduzieren Sie denaturierte Nahrungsmittel wie Weißmehl oder Zucker.
- ★ Essen Sie naturbelassene Lebensmittel wie Gemüse und Obst. Nehmen Sie davon reichlich zu sich, teils als Rohkost oder schonend erhitzte beziehungsweise dampfgegarte Kost.
- ★ Bevorzugen Sie Getreide und Getreideprodukte aus Vollkorn und verwenden Sie weniger Produkte aus Auszugsmehlen.
- ★ Kartoffeln und Hülsenfrüchte in den Speiseplan einbauen.
- ★ Rohkost und schwer verdaubares Essen sollten Sie nicht in den späten Abendstunden zu sich nehmen – die Verdauungsarbeit ist morgens und mittags am besten, abends gedünstetes Gemüse der Rohkost vorziehen.
  Wie ein altes Sprichwort sagt:
  Der Apfel ist morgens Gold, mittags Silber und abends Blei.
- ★ Meiden Sie »blähungsfördernde« Speisen.
- ★ Schränken Sie die Gesamtmenge an Fett ein und tauschen Sie raffinierte Fabrikfette gegen qualitativ hochwertige kaltgepresste und naturbelassene Öle und Fette. Kaltgepresstes Olivenöl oder Rapskernöl sind ein »Muss«.
- ★ Verringern Sie den Anteil an tierischem Eiweiß. Täglich Fleisch auf dem Teller ist eindeutig zu viel, wenn möglich, ersetzen Sie es teilweise durch hochwertiges pflanzliches Eiweiß. Lassen Sie Fleisch und Fisch zur Beilage werden, 2 bis 3 Portionen pro Woche sind ausreichend!

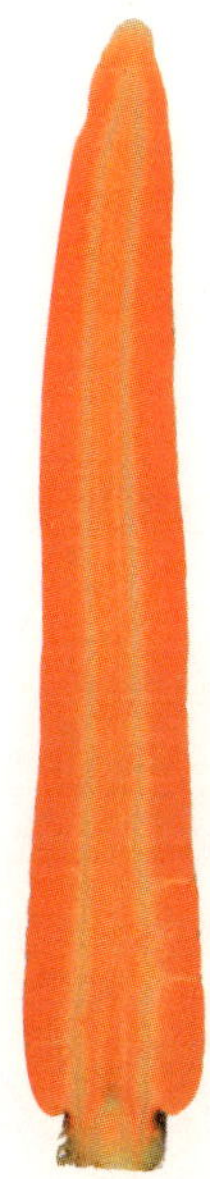

- ★ Fettreiche Fische wie Makrele, Hering und Lachs sollen den Körper vor Ablagerungen an den Adern schützen.
- ★ Schränken Sie Ihren Zuckerkonsum ein, vor allem den »versteckten« Zucker wie beispielsweise in Getränken. Zucker verträgt sich nicht mit vollwertiger, ballaststoffreicher Kost und führt folglich häufig zu Blähungen.
- ★ Tauschen Sie den Salzstreuer zwischendurch gegen frische Kräuter aus. Leckere Küchenkräuter wie beispielsweise Schnittlauch, Petersilie, Basilikum, zählen zu den wertvollen Lieferanten basischer Mineralstoffe und sind außerdem eine kulinarische Bereicherung jeden Essens.
- ★ Rohkost immer vor dem Gekochten essen – den Salatteller mittags vor dem warmen Essen genießen.
- ★ Trinken Sie reichlich, bevorzugt Wasser. Die Tagestrinkmenge am besten zwischen den Mahlzeiten anbieten. Fruchtsäfte immer mit Wasser verdünnen.
- ★ Essen Sie in Ruhe und genießen Sie die Mahlzeit. Verdauungsarbeit wird vegetativ gesteuert (Parasympathikus) und wer in Anspannung und Hektik isst, reduziert seine Verdauungskraft.
- ★ Kauen Sie immer sehr gründlich. Gut gekaut ist halb verdaut!
- ★ Hören Sie auf zu essen, sobald Sie ein Sättigungsgefühl spüren.
- ★ Langsam und genussvoll essen sorgt für eine bessere Verdauungsarbeit. Außerdem essen Sie auf diese Weise meist kleinere Mengen als beim schnellen Schlingen.
- ★ Gesundes Essen muss schmecken und bekömmlich sein.

Tipp

Bauen Sie wöchentlich einen Entlastungstag ein, an dem Sie beispielsweise das Abendessen ausfallen lassen, nur leichte Gemüsesuppen essen oder Säfte trinken. Manche bevorzugen beispielsweise einen Obsttag, Reistag oder Kartoffeltag. Besonders wirkungsvoll ist natürlich eine Heilfastenwoche.

Alkohol – Genuss oder Gefäßgift

»Die Dosis ist es, ob etwas Heilmittel oder Gift ist«, sagte schon Paracelsus.

Ein Gläschen Rotwein in Ehren ... zahlreiche Thesen besagen, dass Mittelmeerkost mit Olivenöl, Rotwein und Knoblauch sehr positiv auf unser Herz-Kreislauf-System wirkt. Aber in größeren Mengen hat der gefäßerweiternde Alkohol auf unser Gefäßsystem sehr wohl eine schädigende Wirkung und erschwert den venösen Rückfluss.

Gefäßgift Nikotin

Rauchen ist nicht gesund, das wissen wir alle. Neben Herz-Kreislauf- und Lungenerkrankungen können auch Magen- und Darmerkrankungen auftreten. Der Glimmstengel wirkt nachweisbar schädigend auf unseren Organismus. Unendlich lang wäre die Liste der enthaltenen Schadstoffe, die unter anderem unsere empfindlichen Nervenfasern in den Venen schädigen. Besonders ungünstig ist die Verbindung von Rauchen und Antibabypille. Nikotin erhöht das Risiko einer Thrombose um ein Vielfaches. Wer sich zu den Rauchern zählt, dem sei das Buch »Endlich Nichtraucher« von Ellen Carr empfohlen.

Apfel statt Zigarette.

Ein Tipp aus der Naturheilkunde: Wer mit dem Rauchen aufhören will, möge eine Apfelkur ausprobieren. Die nikotinbelastete Darmschleimhaut verträgt sich nicht besonders mit den Fruchtsäuren des Apfels. Die Volksheilkunde empfiehlt für die Dauer von drei Tagen ausschließlich Äpfel zu essen, abends in gedünsteter Form. Dies soll die Lust auf Zigaretten reduzieren.

Medizin aus dem Garten der Natur

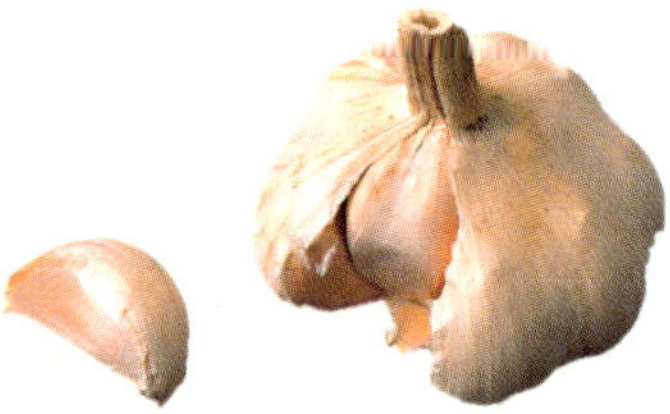

In der Volksheilkunde gibt es Lebensmittel, die sich durch eine besonders positive Wirkung auf unsere Gefäße, unser Herz-Kreislauf-System und die Beschaffenheit unseres Blutes auszeichnen. Größtes Ansehen erfahren bis zum heutigen Tag Knoblauch, Zwiebeln und im Frühjahr der wildwachsende Bärlauch. »Alle drei« haben durch ihren hohen Gehalt an Allizin einen guten Einfluss auf die Gerinnungs- und Fließfähigkeit des Blutes. Leider ist Allizin auch für den intensiven Geruch verantwortlich. Trotz aller positiven Wirkungen übertreiben Sie es bitte nicht, denn die Einsamkeit ist auch nicht gesund …

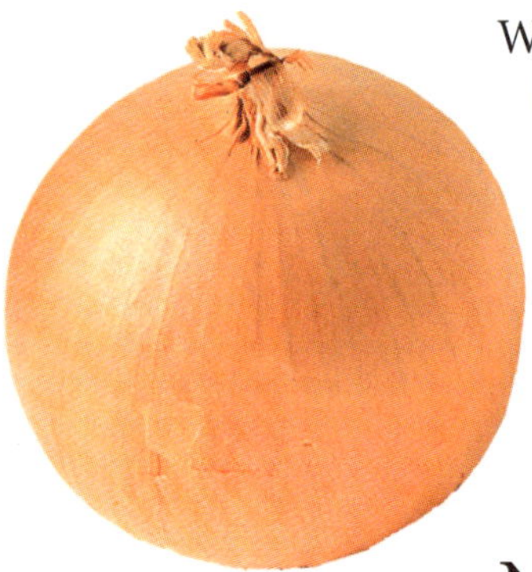

Um eine medizinisch wirksame Dosis zu erreichen, müssten Sie vom frischen Knoblauch täglich zwischen 30 und 100 g essen. Fragen Sie in der Apotheke nach geruchsfreien Knoblauchkapseln, wenn Sie beabsichtigen, eine Kur durchzuführen.

Nützliche Mineralstoffe und Vitamine

Unsere Gefäße und unser Bindegewebe haben stets Bedarf an Vitalstoffen, die über eine vollwertige Kost bestens angeboten werden können.

Magnesium, ein Klassiker bei Muskelkrämpfen, schützt die Gefäße und unser Herz. Magnesiummangel kann durch den Gebrauch von Abführmitteln und Entwässerungstabletten begünstigt werden. Hohe Werte an Magnesium weisen Sojamehl, Naturreis, Gerste, Bohnen, Sonnenblumenkerne und Weizenkleie auf.

Wichtig für die Gefäße ist auch das Spurenelement Zink. Es kommt wie Eisen hauptsächlich in Vollkornprodukten,

Fleisch und Hülsenfrüchten, vor allem Linsen, Knollengemüse, Kartoffeln und auch in Käse wie Emmentaler vor.

Auch Calcium und Kalium, beides basische Mineralstoffe, sollten dem Körper in ausreichender Menge angeboten werden.

Bedeutsam ist ebenso Vitamin C, denn bei einem Mangel werden Haut und Bindegewebe schwach. Vitamin C hilft, das Kollagen netzartig zu verketten und dadurch elastisch zu erhalten. Sie finden Vitamin C nicht nur in der Grapefruit, sondern auch in Paprika, Broccoli, verschiedenen Kohlsorten, Fenchel, Zwiebeln, Kartoffeln und natürlich in Obst. Absoluter Spitzenreiter ist die schwarze Johannisbeere gefolgt von Kiwi, Grapefruit, Orange, Zitrone, roter Johannisbeere und Melone.

Vitamin C – unentbehrlicher Baustein für unser Bindegewebe.

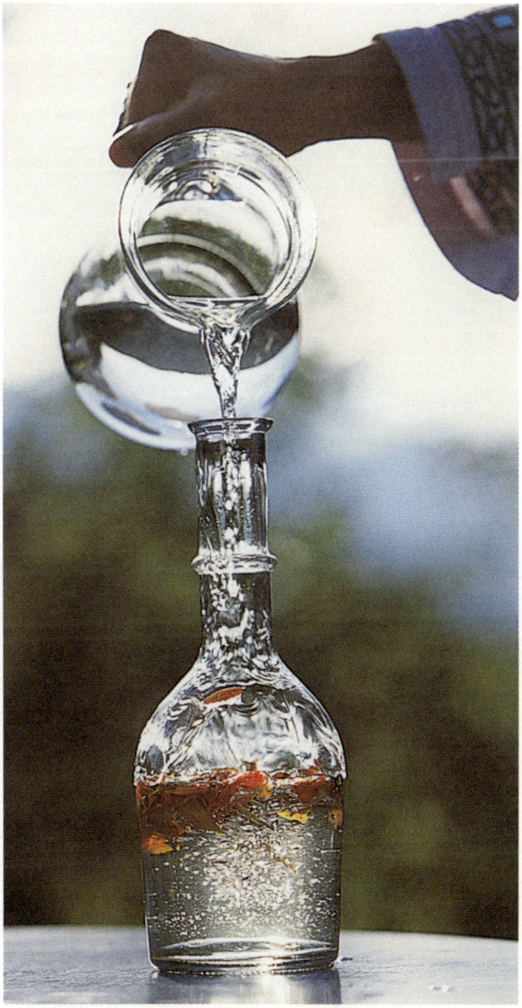

Lebenselixier »Wasser«

Unser Körper braucht Wasser

★ Für jeden Venenpatienten ist eine ausreichende Flüssigkeitszufuhr besonders wichtig. Sie sollten Durst nicht als einzige Aufforderung zum Trinken verstehen. So gibt es viele, die keinen Durst verspüren, obwohl ihr Körper schon nach Wasser ruft.

Wasser ist lebensnotwendig

- ★ Erwachsene bestehen zu etwa 60 Prozent aus Wasser. Wasser ist die Grundlage aller biochemischen Vorgänge im Organismus und verantwortlich für den Transport der Nährstoffe zu den Zellen sowie den Abtransport von Stoffwechselabbaustoffen.
- ★ Wasser ist wichtig, um über Nieren, Darm und Haut ausreichend auszuscheiden. Mangelnde Entgiftung und Ausscheidung von Körperschlacken führen dazu, dass das Blut dickflüssiger und somit zu einem Risikofaktor für jeden Venenpatienten wird.
- ★ Wasser wird im Darm als Quellmittel für Ballaststoffe benötigt. Zu geringe Wasserzufuhr ist mitunter ein Hauptgrund für Verstopfungen.
- ★ Achten Sie stets auf ausreichende Flüssigkeitszufuhr, nicht nur beim Sport, sondern auch bei langem Stehen oder Sitzen. Diese statische Haltung führt dazu, dass der Blutfluss sich verlangsamt und das Blut »dicker und zähflüssiger« wird und somit leichter zur Gerinnung neigt.

Achten Sie auf reichliches Trinken, um das Blut dünnflüssig zu halten.

Richtig trinken

- ★ Die empfohlene Tagesmenge rechnet sich aus etwa 30 ml Wasser pro Kilogramm Körpergewicht, d.h., wenn Sie 60 kg wiegen, beträgt die Trinkmenge ca. 1,8 l. Wählen Sie am besten kohlensäurearmes Mineralwasser oder Leitungswasser aus, sofern die Qualität in Ordnung ist. Auskünfte erteilt das zuständige Wasserwerk.
- ★ Bei Herz- und Nierenerkrankungen befragen Sie bitte Ihren Arzt nach der empfohlenen Trinkmenge.
- ★ Obst und Gemüse bestehen zum größten Teil aus Wasser. Wer also gern Obst und Gemüse isst, braucht natürlich nicht so häufig zum Wasserglas zu greifen.

- An heißen Tagen, nach Sport oder Sauna, während der Schwangerschaft und beim Stillen oder bei Erkrankungen wie Durchfall trinken Sie entsprechend mehr.
- Schwitzen bedeutet Wasser- und Elektrolytverlust, vor allem Natrium, Kalium, Calcium, Magnesium. Bewährt nach dem Schwitzen haben sich Saftschorle aus kohlensäurearmem Heilwasser mit viel Hydrogencarbonat und naturtrübem Apfelsaft, im Mischungsverhältnis 3:1 bis 5:1 verdünnt.

Apfelsaft ist kaliumreich.

- Bevorzugen Sie kleine Mengen über den Tag verteilt, anstatt große Mengen auf einmal zu trinken.
- Nicht auf Durst warten.
- Stellen Sie sich morgens die Tagesmenge bereit.
- Morgens den Tag mit einem Glas temperiertem Wasser beginnen, abends vor dem Schlafengehen damit beenden.
- Vor dem Essen den Durst stillen, zum Essen nur wenig Flüssigkeit reichen.
- Tagesmenge am besten zwischen den Mahlzeiten zu sich nehmen.
- Reduzieren Sie Säfte und zucker- oder süßstoffhaltige Getränke.
- Milch gilt nicht als Getränk, sondern als hochwertiges Lebensmittel.
- Wasserräuber Nr. 1 ist Kaffee, mittlerweile eines der beliebtesten Getränke. Gehören Sie auch zu dem Personenkreis, der morgens mit Kaffee oder Schwarztee startet, am Arbeitsplatz Kaffee als einziges Getränk reicht, nach dem Mittagessen eine Tasse trinkt und nachmittags erneut zur Belebung Kaffee reicht? Kaffee wirkt auf unseren Organismus übersäuernd und wassertreibend.

Reduzieren Sie Ihren Kaffeekonsum.

Genießen Sie die Tasse Kaffee oder Cappuccino wie die Italiener mit einem Glas Wasser.

Tipp

Adressen, die weiterhelfen

Nützliche Adressen:

Praxis Dr. Hildebrandt

Dr. med. A. Hildebrandt
Praxisklinik für Venen, Hernien und Ästhetische Chirurgie
Gartenstr. 17
87561 Oberstdorf
Tel.: 08322/606599
Fax: 08322/606598
www.praxis-hildebrandt.com

Dr. med. B. Hildebrandt
Fachärztin für Innere Medizin
Präventionsmedizin
Alpgaustr. 24
Tel. 08322/800295
Fax. 08322/800296

Deutsche Gesellschaft für CHIVA
Steckenstr. 10
31515 Wunstorf
www.chiva.info

Deutsche Gesellschaft Venen e. V.
Postfach 1810
9007 Nürnberg
www.DGVenen.de

B. Braun Melsungen AG
Bereich Home Care
Carl-Braun-Str. 1
34212 Melsungen
Infotel. 05661/71-3399
(Wundversorg./offenes Bein)
www.braun.de

Kneipp-Bund und Sebastian Kneipp Akademie
Adolf-Scholz-Allee 6-10
86825 Bad Wörishofen
Tel.: 08247/3002-131
Fax: 08247/3002-198
www.kneippbund.de

Kneipp-Bund
Kunigundenweg 10
A-8700 Leoben

Kneipp-Bund
Weissensteinstr. 35
3007 Bern
www.kneipp.ch

COMPRESSANA GmbH
Pommernstr. 1a
93073 Neutraubling
www.compressana.de

Biolitec AG
Winzerlaer Str. 2
07745 Jena
www.biolitec.de

Bezugsadressen:

Bahnhof-Apotheke®
Apotheker Dietmar Wolz e.K.
87435 Kempten – Allgäu
Bahnhofstr. 12 · Kotterner Str. 81
Tel. 00 49 (0)8 31 - 5 22 66 11
Fax 00 49 (0)8 31 - 5 22 66 26
www.bahnhof-apotheke.de

(Bezugsadresse für Aromaölmischungen, Hydrolate, Venenset, Wickel, Tee etc. Fragen Sie nach einer Bestellliste und einem Vortragsprogramm.)

Kneipp-Verlag
Postfach 1451
86817 Bad Wörishofen
Tel.: 08247/3002-159
versand.kneippverlag@kneipp-bund.de
(Gießrohre, Wickel, Armbadewannen)

Primavera life
Am Fichtenholz 5
97477 Sulzberg
www.primavera-life.de

farfalla
Florastr. 18 a
CH-8610 Uster
www.farfalla.de

Vallis-Apotheke
Poststr. 10
87561 Oberstdorf
Tel.: 08322/940700
Fax: 08322/940707
www.vallisapo.de

Danke

Jedes Buch hat eine eigene Dynamik. Auch beim Werden dieses Buches gab es glücklicherweise zahlreiche wertvolle Helfer und Begleiter. Einige sind im folgenden Text genannt, aber auch allen, die jetzt namentlich nicht genannt sind, gilt unser Dank.

Lieber Bernhard, deine Bilder sind wie im letzten Buch gelungen. Die Zusammenarbeit mit dir ist besonders kreativ und wohltuend. Danke auch an die Models Martina, Moni, Traude, Sabine, Petra, Emil und Franz. Schön, dass ihr euch mit Freude auf dieses Abenteuer eingelassen habt. Danke den Familien Hauser vom Strandbad in Bühl am Alpsee, die uns liebevoll bei unserer Fotosession aufnahmen.

Liebe Annette, deine Zeichnungen geben dem Buch eine ganz besondere Note.

Liebe Inge, danke für den Homöopathiebeitrag und das Gegenlesen. Du bist einfach eine erfahrene Verlegerin und Autorin. Lieber Dietmar Wolz, danke für die pharmazeutischen Beiträge, das Gegenlesen, die wichtigen Anregungen und unsere gute Zusammenarbeit. Zum Glück gibt es euch ... ihr seid wichtige Säulen in meiner verlegerischen Arbeit.

Liebe Traude Regel (Qigong), Thomas Feichtinger (Schüßler-Salze) und Frank Müller (Kompressionsstrümpfe), ebenso ein Danke für eure Beiträge, die das Buch bereichern.

Liebes Praxisteam Dr. Hildebrandt, ihr wart bei diesem Buch die guten Engel für »brandeilige Arbeiten« jeglicher Art.

Lieber Tom, du warst wieder ein wertvoller medizinischer Lektor, Sabine, ein herzliches Danke dir als Freundin, Lektorin und Beraterin. Frau Kurtz und Frau Kreisz, Sie haben den Sätzen die richtige Grammatik gegeben und die restlichen Fehler aufgespürt.

Ein großer Dank gilt den Mitarbeitern von Kösel. Lieber Herr Mayer, auch wenn es dieses Mal »a bissle anderst war« als beim letzten Buch ... ein herzliches Danke. Für die kompetente und beratende Begleitung von Herrn Saremba und Herrn Schneider einschließlich der zahlreichen Mitarbeiter im Haus ist jeder Verleger überaus dankbar. Kösel ist einfach eine gute Adresse.

Ein besonderer Dank gilt der Fa. Compressana für das großzügige Erstellen und Bereitstellen der medizinischen Grafiken ausgeführt von der Fa. Creativ Concept (Frau Dendorf), der Fa. Biolitec für die Druckerlaubnis des Bildes auf Seite 3 und die Grafiken für Laserbehandlungen, Frau Dr. Mendosa für die Chiva-Grafiken, Tilman Schlosser vom Kräuterhof Artemisia in Hopfen für das zur Verfügung gestellte Bildmaterial.

Literatur:

Bachmann, Dr. med. R. M./ Schleinkofer G., Natürlich gesund mit Kneipp, Trias
Bachmann Dr. med. R. M./ Hildebrandt Dr. med. A., So hilft die Natur beim Venenleiden, Hädecke
Bircher Dr. rer. oec. R., Handbuch für Venenkranke, Bircher-Benner
Bruker, Dr. med. M. O., Unsere Nahrung – unser Schicksal, emu-Verlag
Compressana, Medizinische Kompressionsstrümpfe, Compressana
Feichtiger T., Mandl, E., Nidan S., Handbuch der Biochemie nach Dr. Schüßler, Haug
Feichtiger T., Niedan-Feichtinger S., Schüßler-Salze für Frauen, Haug
Fischer-Rizzi S., Medizin der Erde, Hugendubel
Gerhardt Dr. med. G., Gesundheit aktiv – Krampfadern, Falken
Hach W. , Hach-Wunderle V., Die Rezirkulationskreise der primären Varikose, Springer
Höfler H., Venengymnastik, blv
Kneipp S., Meine Wasserkur und So sollt Ihr leben, Ehrenwirth-Verlag
Mendoza Dr. med. E., Berger Dr. med. H., Krampfadern, Arrien-Verlag
Mendoza Dr. med. E., Chiva-Handbuch, Arrien-Verlag
Mitchel P, Goldman R., Weiss A., John J, Bergan,Varicose Veins and Telangiectasias, QMP
Pahlow Apotheker M., Das große Buch der Heilpflanzen
Rabe Dr. E., Grundlagen der Phlebologie, Viavital
Schäberle W., Ultraschall in der Gefäßdiagnostik, Springer
Schleinkofer G., Die Guss-Fibel, Kneipp-Verlag
Schmidt Dr. med. H., Krampfadern natürlich behandeln, Gräfe und Unzer
Stemmer Dr. R., Die Varizenverödung, Sigvaris
Stadelmann I., Die Hebammensprechstunde, Stadelmann-Verlag
Stadelmann I., Bewährte Aromamischungen, Stadelmann-Verlag
Stritecky-Kähler T., Chirurgie der Krampfadern, Thieme
Uhlemayr U., Wickel & Co., Bewährte Hausmittel neu entdeckt, Gräfe und Unzer
Uhlemayr U., Wickel & Co., Bärenstarke Hausmittel für Kinder, Urs-Verlag
Worlitschek, Dr. med. M, Säure-Basen-Haushalt, Haug

ISBN 3-9807815-1-8

Fotos: Bernhard Spöttel, Füssen
bernhard.spoettel@t-online.de
Fa. Biolitec, Tillmann Schlosser (artemisia),
Illustrationen: Annette Breinlinger, Burgberg
Grafiken: Creativ Concept, Regensburg (Im Auftrag der Fa. Compressana), Chiva, Bilitec
Gesamtherstellung: Kösel, Krugzell
Gedruckt auf säurefreiem, 100% chlorfrei gebleichtem und alterungsbeständigem Papier